女性外阴整形术
概念、分类及手术技巧

Female Cosmetic Genital Surgery
Concepts, Classification, and Techniques

 编

Christine A. Hamori

Paul E. Banwell

Red Alinsod

主 译

黄金龙　陈晓东

 上海科学技术出版社

图书在版编目（CIP）数据

女性外阴整形术：概念、分类及手术技巧／（美）
克里斯汀·A. 哈莫里（Christine A. Hamori），（英）保
罗·E. 班韦尔（Paul E. Banwell），（美）雷德·阿林索
德（Red Alinsod）主编；黄金龙，陈晓东主译．—上
海：上海科学技术出版社，2019.9（2023.8 重印）
    ISBN 978-7-5478-4522-6

Ⅰ.①女… Ⅱ.①克… ②保… ③雷… ④黄… ⑤陈…
Ⅲ. ① 外 阴 – 妇 科 外 科 手 术 – 整 形 外 科 手 术
Ⅳ.① R713.2

中国版本图书馆 CIP 数据核字（2019）第 151533 号

上海市版权局著作权合同登记号 图字：09-2017-1046 号

女性外阴整形术：概念、分类及手术技巧

主编 Christine A. Hamori   Paul E. Banwell   Red Alinsod
主译 黄金龙   陈晓东

上海世纪出版（集团）有限公司
上 海 科 学 技 术 出 版 社   出版、发行
（上海市闵行区号景路 159 弄 A 座 9F–10F）
邮政编码 201101 www.sstp.cn
浙江新华印刷技术有限公司印刷
开本 787×1092 1/16 印张 14.5 插页 4
字数：300 千字
2019 年 9 月第 1 版 2023 年 8 月第 4 次印刷
ISBN 978-7-5478-4522-6/R·1884

定价：168.00 元

本书如有缺页、错装或坏损等严重质量问题，
请向承印厂联系调换

内容提要

作为一个被传统医学忽略的领域，女性外阴的整形美容近年来越发受到关注。女性对于外阴部位的要求也逐渐由传统的功能需求延伸到外形的美观与年轻化。本书就女性外阴整形的几大热点手术进行细致且深入的介绍，包括大、小阴唇缩小术，脂肪及透明质酸填充术，处女膜修复术，会阴成形术和阴道塑形术等。同时，还介绍了外阴年轻化的新方法，包括 O-Shot 治疗、点阵铒激光阴道紧缩术以及经皮温控射频技术等。本书包含了 350 余张高清手术照片及 10 多个专家手术演示视频，最大限度地让读者了解并学习该领域的手术细节及技巧。

本书适合整形外科、美容外科、妇产科、皮肤科等相关专业的从业人员阅读与参考。

献　辞

献给我的父亲和母亲。

—— Christine A. Hamori

献给 Jo、Seb、Belle 和 Enzo。

—— Paul E. Banwell

谨以此书献给我敬爱的父母，Nap 和 Erlinda，是你们赐予我生命和对上帝的爱。感谢我的妻子 Robyn 和孩子 Samantha、Dillon、Matthew 和 James，你们是我生命温暖的源泉。感谢我的弟弟 Arr 和妹妹 DG，你们的陪伴给我带来欢笑与活力。还有我的工作伙伴 Diane、Maria、Marisol、Cindy 和 Eunice，和你们相处的每一天都充满了欢笑与活力。

—— Red Alinsod

译者名单

主 译

黄金龙　陈晓东

参译人员

(以姓氏笔画为序)

马志兵　王亚雯　王金明　刘　宁　刘育凤
张　骏　陈　刚　闻　可　翁建秋

编者名单

主　编

Christine A. Hamori, MD, FACS
Board–Certified Plastic Surgeon;
Founder and Director, Cosmetic Surgery
and Skin Spa, Boston, Massachusetts

**Paul E. Banwell, BSc(Hons), MB BS,
FRCS(Eng), FRCS(Plast)**
Consultant Plastic, Reconstructive and
Aesthetic Surgeon, The Banwell Clinic,
The McIndoe Centre, East Grinstead,
West Sussex, United Kingdom

Red Alinsod, MD, FACOG, FACS
Director, South Coast Urogynecology
and Alinsod Institute for Aesthetic
Vulvovaginal Surgery, Laguna Beach,
California

参编人员

Nicolas Berreni, MD
Surgical Gynecologist and Obstetrician,
Genital Restoration Center, Karis
Institut, Perpignan, France; Researcher,
Medical Imaging Department,
ENSEEIHT Polytechnic School,
Toulouse, France

Kharen Ichino
Premedical Student, University of Texas
at Austin, Texas; Medical Assistant to
Dr. Jennifer L. Walden, Private Practice
of Dr. Jennifer L. Walden, Austin, Texas

Evgenii Leshunov, MD
Department of Urology and
Andrology, Russian Medical Academy
of Postgraduate Study; Scientific
Coordinator, Association of Gender
Medicine, Moscow, Russia

**Colin C.M. Moore, FRCS, FRACS,
FACCS, FAMLC**
Associate Professor, Faculty of Medicine,
Monash University, Melbourne, Victoria,
Australia; Associate Professor, Director of
Surgery, Australian Centre for Cosmetic
Surgery, Sydney, New South Wales,
Australia

Marco A. Pelosi Ⅱ, MD, FACS, FACOG, FICS, FAACS
Director, Pelosi Medical Center, Bayonne, New Jersey

Marco A. Pelosi Ⅲ, MD
Chairman, Obstetrics and Gynecology, International College of Surgeons–United States Section; Associate Director, Pelosi Medical Center, Bayonne, New Jersey

Otto J. Placik, MD, FACS
Assistant Professor of Clinical Surgery–Plastic, Department of Surgery, Northwestern University Feinberg School of Medicine, Chicago, Illinois

Neal R. Reisman, MD, JD, FACS
Clinical Professor, Department of Plastic Surgery, Baylor College of Medicine; Chief, Department of Plastic Surgery, CHI Baylor St. Luke's Medical Center, Houston, Texas

Charles Runels, MD
American Cosmetic Cellular Medicine Association, Fairhope, Alabama

Clara Santos, MD
Medical Doctor, Department of Dermatology, Red Cross Hospital, São Paulo, São Paulo, Brazil

Lina Triana, MD
Plastic Surgeon, Clinica Corpusy Rostrum, Cali, Valle, Colombia

Jennifer L. Walden, MD, FACS
Owner and Medical Director, Jennifer L. Walden, MD, PLLC and Walden Cosmetic Surgery and Laser Center, Austin, Texas

绘　图

Brenda L. Bunch, MAMS
Amanda Yarberry Behr, MA, CMI

Craig Durant, Dragonfly Media
Andrea Hines

中文版序

美容外科是一门高深微妙的学科，它不仅致力于颜面和躯体恢复正常，而且要求比正常更加美好。

——米拉德（D. Ralph Milard）

世界著名整形外科大师

整形外科作为一门为人体畸形或缺陷进行修残补缺的外科专业，已经越来越得到大众的认可。而作为整形美容外科重要组成部分的"私密整形"——女性外阴整形术，近年来其开展量有逐年递增的趋势，越来越受到民众的关注。

"私密整形"并非一个新生事物，早在 1979 年张涤生院士主编的《整复外科学》中就有外阴整形的相关章节。我国的外阴整形术虽然起步较早，但由于受中国传统观念的影响，妇女对手术存在顾虑，加之获得信息的渠道相对封闭，外阴整形的发展一直受到很大的限制。随着信息化时代的到来，以及新技术、新产品的不断涌现和革新，2015 年前后，中国的私密整形领域出现了前所未有的发展，井喷式的巨大供需缺口，急需大量的有资质的整形外科医生去消化、填补。碍于市面上关于女性外阴整形教材的缺乏，从业人员不能系统地获得更全面、更先进的代表国际专业水平的知识。黄金龙教授翻译的这本《女性外阴整形术：概念、分类及手术技巧》在很大程度上解决了这一问题。本书内容翔实，从基础解剖到每个亚单位的畸形及手术操作，以及并发症的预防及处理，都做了非常详细的讲解。为了帮助年轻医生更好理解手术，本书不仅包含 350 多幅精美的图片，还配备了 10 余段高清视频，具体讲解手术的关键点。除此之外，在对患者的筛选方面，本书作者也从社会伦理、心理评估等多个方面提供了建设性的意见，对致力于从事女性外阴整形专业的医生来说具有重大指导意义。

早在 20 世纪末，全球学术界就认为 21 世纪是生命科学的世纪，而随着基因工程、胚胎干细胞、细胞生物等各类技术迅速兴起，整形外科也迎来了更加美好的发展前景，出现了革命性的飞跃。美容外科作为整形外科领域里发展最活跃、公众关注度最高以及最具市场潜力的分支学科，她的发展与壮大必将为整形外科注入新的活力。最后，我很荣幸为《女性外阴整形术：概念、分类及手术技巧》这本书作序，也衷心希望这本书能帮助年轻的从业医生完善知识体系，指导临床操作，并使其勇于探索、精益求精。

李世荣

2018 年 12 月

中文版前言

我是在 2017 年 3 月参加第 20 届达拉斯美容整形手术研讨会暨第 34 届达拉斯鼻整形研讨会上遇见 Hamori 博士的，当时她正在为 *Female Cosmetic Genital Surgery: Concepts, Classification, and Techniques* 这本新书举行签售会。在进行了简单的交流后，我有幸获得作者的一本签名作。当晚回到酒店翻阅此书，深为其丰富的内容和精美的编排所打动。本书包涵了丰富的案例分析、翔实的手术操作，以及作者 20 多年的从业经验和心得，是一本集理论与实践为一体的好书。回国后，我与科室同仁商议后决定将这本书翻译成中文。经过与 Hamori 博士协商及协调版权引进相关事宜后，在各位同事及业内好友的大力支持下，本书得以于 2019 年与中国读者见面。

近 20 年来，中国整形业发展形势一片大好，究其原因，除了与经济水平提高有关外，很重要的是因为国内医生审美能力的提升与技术水平的完善。在中国，很多女性外阴手术是在妇产科进行的，作为一个被内裤遮挡的部位，它的外观往往不被重视，且不属于传统医疗科室的诊治范畴。随着近年来媒体的宣传与整形范畴的进一步拓展，女性外阴的形态与功能越来越受到大家的关注，市场需求量也在进一步增大。医生团队的建设离不开青年医师的培养与继续教育，但苦于目前市面上缺乏关于女性外阴整形的专业书籍引导。因缘际会下，我有幸结识了 Hamori 博士，他们撰写的这本书代表了女性外阴整形术这一领域内国际先进的技术及理念，相信能为致力于从事女性外阴整形事业的年轻医生提供系统全面的专业知识。

"不积跬步，无以至千里；不积小流，无以成江海"。此书翻译时间虽短，但我希望本书的翻译出版能成为国内女性外阴整形发展的里程碑。同时，亦祈盼业内专家及同行对本书中文版批评指正，以便共同进步。

　　最后，再次感谢为此书付出辛勤工作的各位同仁及我的家人，没有你们的全力支持，亦无今日之成果，再次表达诚挚的谢忱。

黄金龙

2019 年 1 月

英文版序一

能为《女性外阴整形术：概念、分类及手术技巧》这本新书写序我感到非常荣幸。这本书对致力于从事女性外阴整形专业的医生来说具有很大的指导意义。在此，我衷心祝贺 Hamori 教授团队及所有参与编写此书的工作人员顺利地完成了本书的出版工作！本书内容全面，编写精美，为本专业领域的发展添砖加瓦。

30 多年前，Darryl Hodgkinson 与 Glen Hait 率先描述了出于美观目的的阴唇缩小术，并发表在 *Plastic and Reconstructive Surgery*（1984 年）。美国整形外科领域的调查数据显示，2015 年，美国开展了近 9 000 例阴唇缩小术，比 2014 年上升了 16%。这仅仅是阴唇缩小术一项，不包括其他的外阴整形术如阴道紧缩术等。2015 年，应市场对外阴年轻化的巨大需求及同行间学术交流的需要，*Aesthetic Surgery Journal* 特别增加了外阴年轻化专栏来满足这方面的需求。

手术的适应证中既有生理需求，也有心理需要。研究表明，外阴年轻化手术在增强患者生理功能的同时能明显调节患者的心理状态。

Hamori 教授的这本书就是在这种持续增长的需求下应运而生的。精心编排的内容涵盖了许多方面，从知情同意书、社会心理问题，到基础解剖以及不同术式的选择；从标准的小阴唇弧形曲线切除术，到楔形切除术、处女膜修补术，再到自体脂肪移植与填充剂的应用，代表了全球最先进的治疗水平。另外还设置了一个专门的章节介绍如何避免并发症及并发症的处理方式，并展望了最新的射频与点阵激光技术在该领域的应用。本书条理清晰、配图精美，很多手术关键步骤配备了高清视频，令读者一目了然，非常方便学习。

全书对致力于从事女性外阴整形专业的医生来说是一个巨大的宝库。我相信这本书将会是带领你走进女性外阴年轻化这片领域的"领路人"，我非常乐意将这本书推荐给需要的人。

Foad Nahai, MD, FACS, FRCS
Maurice, J. Jurkiewicz Chair in Plastic Surgery
and Professor of Surgery
Department of Surgery
Emory University
Atlanta, Georgia

能为《女性外阴整形术：概念、分类及手术技巧》这本新书写序我感到非常荣幸。Christine Hamori、Paul Banwell 与 Red Alinsod 医生共同编写的这本书内容全面，从美观与功能两个层面阐述了女性外阴整形术中的各种技术。在这个备受关注的新兴领域，心理问题的研究及手术知情同意书的内容也显得尤为重要。

对于任何一个准备从事外阴整形术的医生来说，解剖知识都是非常重要的。Paul Banwell 医生全面地阐述了会阴部位的解剖，其中的病理解剖是每个整形外科医生离开医学院成为专科医师所必须掌握的。对于开展外阴整形术的医生来说，掌握该区域的重要血管走行及神经分布是非常重要的，除了要熟知解剖基础，还需要具备良好的美学修养。

我和 Glen Hait 医生发表阴唇缩小术这篇文章时（*Plastic and Reconstructive Surgery*，1984），并没有预见到这个手术会有这么大的发展前景，但该手术近几十年来被越来越多的同行实施。可能很多人不理解对该部位进行美容手术的缘由，因此本书回顾了女性割礼，并从社会学、历史等多个方面进行阐述。

近 30 年来，不论是由于越来越多的医生接纳了外阴整形术，还是因市场对手术的需求逐年增加，从全球范围来说，此类手术已逐步放开。随着社会的发展，各种媒体尤其是网络鼓励广大女性通过外阴整形术来实现自我，展现女性魅力。女性前来咨询的源动力往往是希望像模特那样更有女人味，可以穿性感的比基尼展示自我。

而这一切在 1983 年时则完全不同，患者常常是出现不适症状才来寻求帮助。当时我在弗吉尼亚州的滨海地区上班，那里的夏天非常潮湿，很多阴唇肥大的患者阴部卫生情况堪忧。我和亚利桑那州的 Hait 医生接诊并治疗了很多这类患者，她们主诉是在骑马的时候会有明显的不适，进一步的检查发现均具有明显的功能障碍。现在 30 多年过去了，蜜蜡脱毛及比基尼线修容越来越常见，越来越多的女性开始关注外阴的形态并寻求相关的手术。

《女性外阴整形术：概念、分类及手术技巧》这本书内容新颖，排版精美，代表了该领域先进的技术及理念。对各类传统切除手术与扩大手术都进行了详尽的描述，并对患者进行长期随访。随着科技的发展，越来越多的面部与肢体年轻化手术寻求微创解决方案，本书也进一步报道了微创技术在外阴年轻化治疗领域的应用。

女性外阴整形术的未来是无限的，对于准备致力于改善女性外阴功能及美学重建的医生来说，这本教科书具有巨大的指导意义。

Darryl J. Hodgkinson, MB BS (Hons), FACS
FACS(C) Plastic Surgery, FACCS
Private Practice
Sydney, Australia

英文版前言

> "真理必将经过三个阶段。首先被嘲讽，然后被无情反驳，最后在自我验证中被接受"。
>
> —— Arthur Schopenhauer

20 世纪 90 年代后期，当我结束整形外科住院医师培训时，我遇到一位年轻的女士向我咨询小阴唇缩小术。她说当她穿较紧的衣服时会有明显不适感且羞于发生亲密关系。我当时的第一反应是怀疑她有躯体障碍症。怎么会有人想要改变一个隐藏在毛发中的功能器官？但当我给她做过检查后，我理解了她的想法。她的小阴唇很大且向外突出，而阴阜处稀少的毛发使得这一缺陷更加明显。

我同意为她实施阴唇缩小术，且我非常坦诚地告诉她这是我第一次做这种手术。她同意了，而我也搜索了大量文献作为参考。当时《麦肯锡整形外科学》教科书上只有很小的一段文字描述手术过程，除此之外就是几例关于阴唇肥厚的个案报道。1998 年，当我准备实施这个手术时，Gary Alter（一位在泌尿外科进行培训的整形外科医生）首次发表了小阴唇肥大楔形切除术。

我在泌尿外科同事的帮助下完成了这例手术。患者恢复得很好，在数年后回访时，她仍非常感谢，感谢我的手术为她的生活带来便利。而她也希望我能为她实施隆乳术。这个案例让我意识到外阴对一个女性来说有多么重要，而我也不再羞于为她们解决这方面的问题。随后，越来越多的女性患者来咨询阴唇肥大的问题，而我在这个领域也越来越专业。慢慢地，这类手术也在整形外科领域中产生了影响。

随着阴唇整形术的广泛开展，未来的市场前景也越来越广阔。很多人希望能够制定科学的诊疗流程。不幸的是，相比手术，妇产科的同行们更愿意大力开展"激光辅助阴道年轻化"。2007 年，美国妇产科协会就曾发过一份声明，质疑这项操作缺乏循证医学证据来证明其安全性及有效性。同样地，鉴于这份声明，女性外阴年轻化手术的效果也同样被质疑。

在随后的 10 年里，随着我自身的兴趣爱好及对外阴美学的经验积累，我的手术开展得越来越多样化。我开始在这个领域做公开的学术报道，且被称为这个领域的专家，然而，这让我那出生于欧洲、有着老派思想的父亲懊恼不已。有关阴唇整形术带来的生理和心理学变化也已经发表在整形外科的专业杂志上。这一系列手术结果均有很高的患者满意率，且并发症的发生率很低。

几十年过去了，仅我个人就成功开展了超过 400 例阴唇缩小术，推进了大众对私密部位的关注。我很高兴接受出版社邀约编写这本书。我相信这一领域的发展需要全体整形外科医生的支持，当然除了整形外科医生外，妇产科及泌尿科医生均可参与到该领域。这本书采用以下顺序编排，首先是手术原则，用一个章节的篇幅介绍了局部解剖学的知识及手术知情同意书的细则。随后用 350 余张精美的彩色照片及文字说明展示了不同手术的操作过程。为了便于理解，本书还配备了 10 余段带解说的手术视频。我衷心希望这本书能帮助年轻的医生在这一领域大展宏图。

Christine A. Hamori

致　谢

衷心感谢 Jean Sidoti 的巨大支持及为我提供的大量创作时间。

—— Christine A. Hamori

我要感谢这些年来我的家庭、导师、学生和朋友们的殷切期望及大力支持。尤其是 Michael Morykwas 教授和 Richard Parker。他们是非常棒的领导，亦师亦友。

最后，也是最重要的，我想感谢 Jo、Seb、Belle 和 Enzo，爱与欢笑永不消逝。你们是我存在的理由。

—— Paul E. Banwell

没有这些大师的帮助就没有这本书的问世。首先，感谢 David Matlock 对我的大力支持。感谢 Pelosis 对手术操作内容精美的排版，感谢 Miklos 与 Moore 团队对这一新领域的热情与耐心，感谢我的好朋友 Michael Goodman、Christine Hamori 与 Paul Banwell。最后要感谢自始至终支持我的密友 Otto Placik，你总能让我做得更好。

—— Red Alinsod

视频目录

视频 11–2 会阴成形术联合阴道成形术 / Red Alinsod

https://www.thieme.de/de/q.htm?p=opn/tp/298820101/video_11-2&t=video

视频 12–1 处女膜修补术 / Otto J. Placik

https://www.thieme.de/de/q.htm?p=opn/tp/298820101/video_12-1&t=video

视频 13–1 真皮电穿孔技术 / Red Alinsod

https://www.thieme.de/de/q.htm?p=opn/tp/298820101/video_13-1&t=video

视频 16–1 私密无创射频仪（ThermiVa） / Red Alinsod

https://www.thieme.de/de/q.htm?p=opn/tp/298820101/video_16-1&t=video

注：如果手机无法正常观看视频，请在电脑上输入网址后观看

目 录

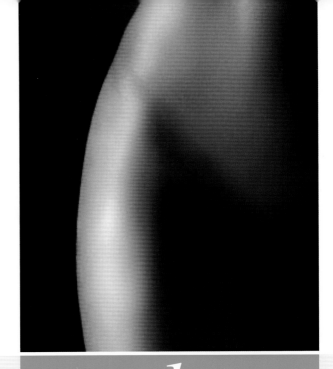

第 *1* 篇

导　论

Introduction

第 1 章
女性外阴的解剖、形态学分类及手术方式的选择

Paul E. Banwell

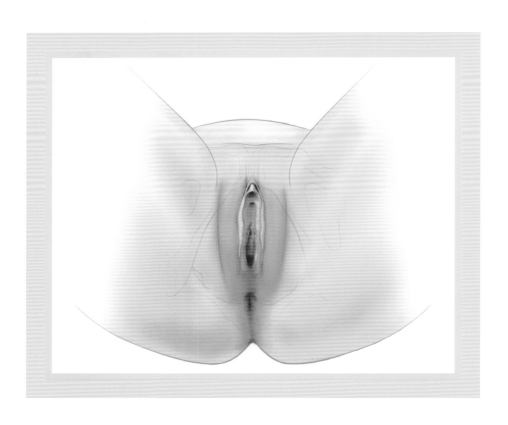

要点

- 了解女性外阴解剖是进行外阴美学设计与整形手术的基础。
- 系统性地检查阴阜、大阴唇、阴蒂和小阴唇（外阴复合体）是非常重要的。
- 外阴复合体在解剖学上存在很大的个体差异。
- Hodgkinson 和 Hait 认为理想的小阴唇不应超出大阴唇之外，这也是大多数患者追求的目标[1]。
- 与面部手术追求美与和谐一样，外阴的手术也要尽量实现和谐。
- 新的外阴血管分布的研究成果可能会影响手术方案的选择。
- Motakef 分型详细描述了小阴唇突出大阴唇的程度[2]。
- Banwell 分型描述了先前文献未报道的小阴唇的形态学分类与解剖[3]。
- 阴蒂包皮 – 小阴唇复合体存在明显的个体差异性，这也是手术最容易出现问题之处。
- 详细记录小阴唇和阴唇阴蒂复合体的大小及形状是非常重要的（根据 Motakef 和 Banwell 分型）。

随着女性外阴整形术的广泛开展，专科医师的临床经验也在与日俱增。灵活的手术方案，丰富的术前和术后生理心理学研究都在充实着这一学科的发展。女性外阴整形术能够获得高度的患者满意度、极低的并发症和高度的安全系数，除此之外，手术还能有效改善患者的心理状态。这些优点将在本书的后续章节中逐一介绍。然而，迄今为止，女性外阴的形态学研究仍非常欠缺，缺乏常见解剖学分类、手术相关的精细解剖，以及手术设计与术后效果的追踪研究和再评估。

全面熟练地掌握女性外阴解剖以及变异类型，可以更好地帮助外科医生选择恰当的术式，给患者带来更好的治疗效果。

外科应用解剖学

女性外阴解剖如下图所示[4]（图 1-1）。女性外阴包括阴阜（会阴隆突）、阴蒂以及被覆的阴蒂包皮、大阴唇和小阴唇，在大部分解剖教科书中统一称之为外阴复合体。但是，关于该区域的解剖变异研究较少，熟悉并掌握相关知识可以更好地帮助临床医生选择恰当的手术方案[5]。

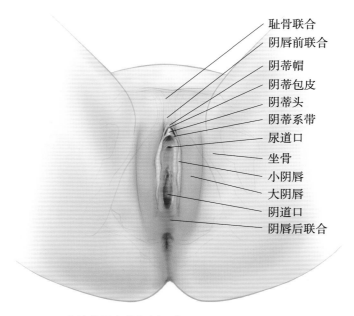

耻骨联合
阴唇前联合
阴蒂帽
阴蒂包皮
阴蒂头
阴蒂系带
尿道口
坐骨
小阴唇
大阴唇
阴道口
阴唇后联合

图 1-1　女性外阴大体解剖示意图。

阴阜

阴阜是位于耻骨联合上一块三角形的多脂肪区域（图 1-2）。青春期或体重增加时该区域会变得肥厚，而大量减重或绝经后该区域脂肪组织也会明显萎缩。阴阜表面布满阴毛，绝经后阴毛也会变得稀少。阴阜的饱满度不仅与脂肪的分布有关，还与耻骨的角度有关，这两个因素在设计手术时应充分考虑到。

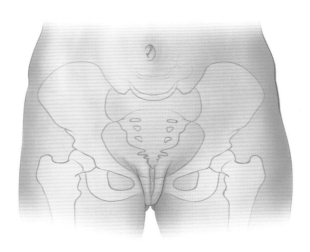

图 1-2　年轻女性阴阜与耻骨的关系。

大阴唇

大阴唇（外露的两片）是由阴阜向下延续至会阴的两片皮肤皱褶（图 1-3）。它分为向外的无毛区（外侧）及内侧的少毛区。患者常用的描述有"饱满的""紧致的"和"松弛的""下垂的"，这往往是由大阴唇皮下脂肪的饱满程度决定的（图 1-4）。作者在临床操作中，通常把松弛下垂的大阴唇描述为"空虚的"或"臃余的"组织。

两侧大阴唇交汇的中间部分有阴蒂、阴蒂包皮和小阴唇。大阴唇与小阴唇之间往往存在一个很深的界沟，这也是手术设计中判断有毛区与无毛区的有效标志（图 1-5）。在极少

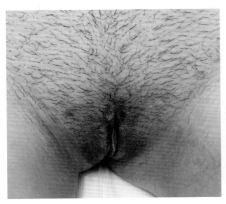

图 1-3　年轻女性的大阴唇。

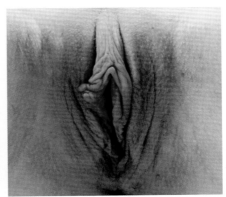

图 1-4　空虚的大阴唇，患者常说像"袋子"。皮肤臃余空虚。该患者准备进行大阴唇缩小术及小阴唇矫正术，首次手术是在其他医院实施的。

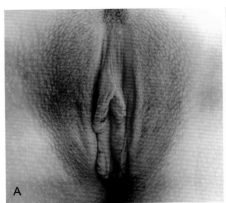

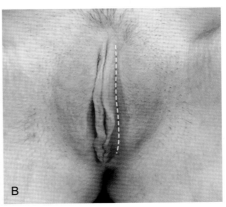

图 1-5　A. 患者希望进行大阴唇缩小术及小阴唇矫正术。小阴唇手术是之前其他医生做的，可见色素分布不均匀；B. 有毛区与无毛区分界。虚线部分表示大阴唇界沟，即有毛区与无毛区分界，是大阴唇缩小术中常用的内侧标记线（参见第 6 章）。

的情况下这条分界线很浅或几乎看不见，看似小阴唇与大阴唇是连在一起的。此类患者在进行大阴唇缩小术时术后的瘢痕会比较明显，这一点在术前应向患者交代清楚。

阴蒂

阴蒂（阴蒂体）被阴蒂包皮包绕，向下延续为两条阴蒂系带并延伸至阴道口（图 1-6）。经典的教科书认为，阴蒂系带止于小阴唇上 1/3 的外侧（图 1-6A），然而这一解剖结构个体差异很大，后续的章节也会详细描述。阴蒂体的大小也存在明显差异，通常一个较大的阴蒂体会伴有一个肥厚的阴蒂包皮。阴蒂包皮外通常存在第二皱襞并与小阴唇融合（图 1-6 G、H），或形成主体直接与小阴唇相连（图 1-6 I）。最后，在阴蒂系带的顶部通常可见尿道口。

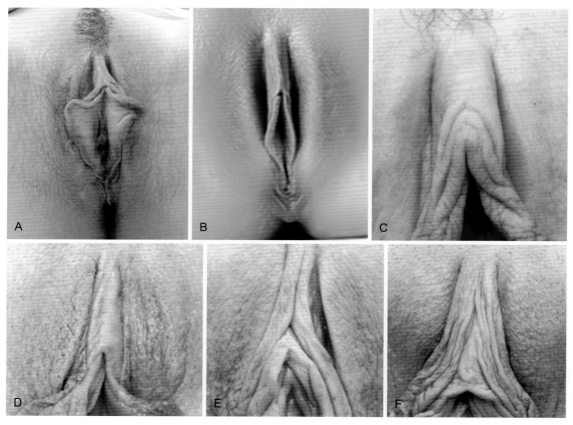

图 1-6　A. 各类解剖书籍中最常见的阴蒂类型及解剖。阴蒂包皮与小阴唇上端融合在一起，这一部位的解剖变异对于选择不同的手术方案具有指导意义；B. 薄弱的阴蒂包皮延续至小阴唇；C. 肥厚的阴蒂包皮；D. 薄弱的阴蒂包皮，系带延续至小阴唇，右侧有轻度的第二皱襞；E. 两侧的阴蒂均具有双重皱襞；F. 具有多重皱襞的阴蒂。

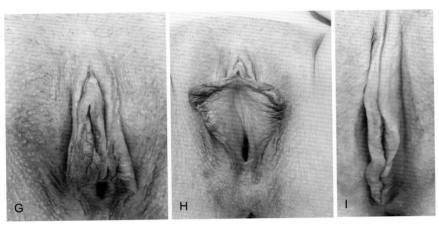

图 1-6　G、H. 阴蒂的双重皱襞分别插入两侧的小阴唇；I. 阴蒂以双重皱襞为主体
与小阴唇相连，阴蒂体和阴蒂包皮不明显。

小阴唇

小阴唇起源于阴蒂后方，向会阴下方延续为阴唇系带或直接附着在会阴上（图 1-7）。
小阴唇的外观和形状存在明显的个体差异，不对称的情况亦很常见，从事女性外阴手术的专
科医师会发现这个区域的解剖变异很大，包括皮肤质地都存在明显的个体差异。手术医生会
发现，有些患者的小阴唇非常紧致饱满（图 1-7A），但通常前来手术的患者的小阴唇多是
松弛皱褶的外观（图 1-7B），另外，该区域色素沉着的情况也很常见。在后续的章节中，作
者会展示更多常见的小阴唇形态。

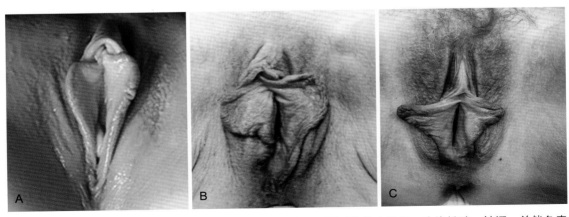

图 1-7　A. 小而紧实的小阴唇；B. 松弛、皱褶的小阴唇；C. 不对称的小阴唇，边缘松弛、皱褶，并伴色素
沉着。

胚胎学

　　胚胎学认为，女性的大阴唇起源于生殖器胚芽，在男性胚胎，生殖器胚芽则发育为阴囊（图 1-8）。相反的，小阴唇起源于生殖器皱褶，而在男性胚胎则融合成正中缝。

血供

　　大小阴唇的血供均来源于阴部内动脉发出的分支，即阴唇后动脉与会阴动脉。类似的，阴部内动脉向上走行于会阴膜部深面，并发出阴蒂背动脉。

　　Georgious 等 [6] 最近的尸体血管灌注研究进一步细化了小阴唇区域的血供，这也为小阴唇缩小术的方案选择提供了依据：小阴唇缩小术最常见的并发症是切口裂开，而主要原因是由血供不足引起的，尤其是选择皮瓣手术时这种情况更常见（图 1-9）。而在本研究中，作

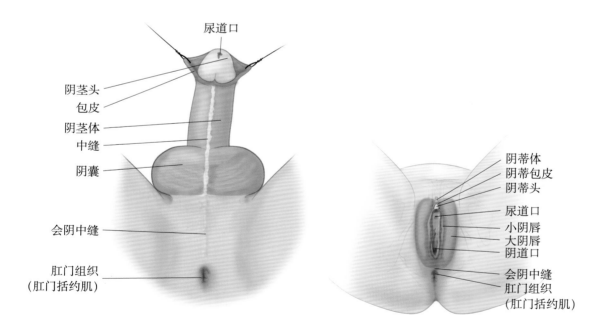

图 1-8　大阴唇类似于男性的阴囊。在男性，小阴唇融合为会阴中缝。中肾管发育为男性，米勒管发育为女性，区别在孕 9 周时产生。在女性，生殖器原基周围形成深槽，其侧面生长为阴唇沟褶皱，最终形成女性的大阴唇。与之相反，小阴唇则在生殖器原基下面的凹槽的唇部持续生长，而剩余的凹槽部则形成阴蒂。未成熟的龟头形成阴蒂头。在男性，泄殖腔的盆腔部分发育更显著，在生殖器原基前部向前推进，阴唇阴囊皱襞在盆部和肛门周围之间延伸，并形成阴囊区。在与睾丸下降相关的变化中，阴囊区域被分离出来形成阴囊。阴茎是由生殖器原基形成。与女性相似，下泌尿生殖膜被吸收，在生殖器原基下面形成通道，并延伸到冠状沟的远端。

者明确了一个中央优势动脉（C 动脉）、两个后动脉（P1 和 P2）以及一个细小的前动脉（A）（图 1-10），并且证实了阴部外动脉前向分支和阴部内动脉的后向分支之间存在互相沟通的血管网。这项研究为临床医生设计小阴唇楔形切除术提供了依据，同时也证明了相较于楔形切除术，小阴唇边缘弧形切除术由于保留了皮瓣最主要的血供来源而更加安全。

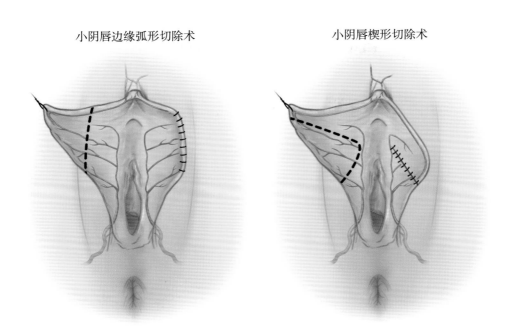

图 1-9　小阴唇边缘弧形切除术与楔形切除术的血供示意图。

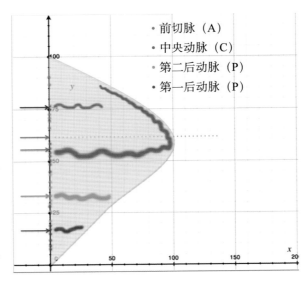

图 1-10　小阴唇主要的动脉供血分支图，A、C、P 动脉。

神经支配

女性外阴的神经支配来源于阴部神经（图 1-11）。阴部神经在穿过会阴浅横肌处分为深浅会阴神经。会阴神经浅支继续走行为阴唇后神经，深支则延续为阴蒂背神经。

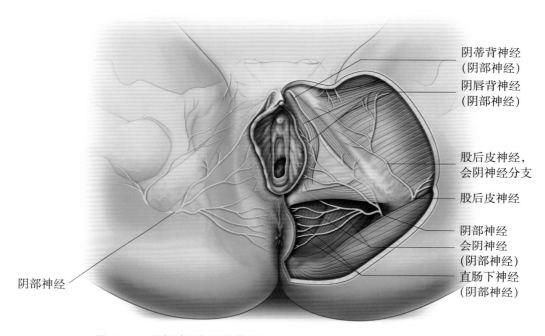

图 1-11　阴部神经与阴蒂背神经分布图。

女性外阴解剖学分类

根据 Lloyd 等 [7] 的分类，女性外阴大小存在巨大差异，因此正常值范围非常宽泛。在他们的横向观察研究中，检测了很多参数，包括小阴唇的长度和宽度、阴蒂的大小和颜色、阴唇皮肤的皱褶等，发现测量的各项指标差距都很大（小阴唇的宽度差异可达 5 cm）。而且，这些数据与女性的年龄、生育情况、种族、激素水平以及性生活活跃度并无直接联系。这些数据对外科医生而言非常重要，尤其是对那些希望通过手术达到正常外观的患者，医生应当告诉她们所谓的正常，是非常宽泛的。

有些作者描述了测量小阴唇大小的方法，但是目前并无统一的标准评判阴唇的外形。Motakef[2] 等最新发表的关于小阴唇缩小术的 meta 分析更说明了缺乏合适的临床分类的现状（图 1-12）。所谓的小阴唇"肥厚"和"增大"有时并非真正意义上的病变，甚至有些在正

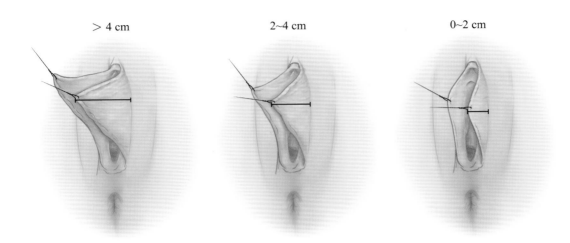

> 4 cm　　　　　　2~4 cm　　　　　　0~2 cm

图 1–12　Motakef 小阴唇前突程度分类。根据小阴唇超出大阴唇的程度可分为以下 3 级，I 级（0~2 cm）、II 级（2~4 cm）和 III 级（ > 4 cm）。根据不同的分级选择不同的手术。"A"代表不对称，"C"代表累及到阴蒂包皮。

常范围内的患者仍希望通过手术达到更精致的外观。

目前，应用最广泛的评价体系是 Franco[8] 在 1993 年发表的分类，他将肥厚的小阴唇分成 4 型：I 型，< 2 cm；II 型，2~4 cm；III 型，4~6 cm；IV 型，> 6 cm。作者测量了从小阴唇基底（阴道口）到小阴唇最高点的距离，发现小阴唇在长度、厚度、对称性和突出程度方面均有很大差异。另有一项研究表明，正常小阴唇的宽度区间为 0.7~5 cm，平均值为2.5 cm[9]。

与之相比，Chang[10] 等建议采用基于外阴的大小和突出程度的一种更为简洁的分类方式。1 级为正常外观，大阴唇与小阴唇比例均等；2 级为小阴唇突出至大阴唇外；3 级为存在明显的阴蒂包皮；4 级为小阴唇明显增大并延伸到整个会阴。作者建议对不同的分级采用不同的手术方案。

最近，Motakef 等推荐了一种更为简便的分类方法 [2]，小阴唇突度测量是从小阴唇游离缘至大阴唇游离缘的距离而非之前的到小阴唇基底的距离。通过这个评价方法，小阴唇的突度可以分为 I 级（0~2 cm）、II 级（2~4 cm）、III 级（ > 4 cm）（图 1–13）。

作者团队同意这个简便的分类标准，并在这 10 多年来采用了类似的测量方法，测量从小阴唇沟到小阴唇最高点的距离。最重要的是，Motakef 等 [2] 分类标准明确了小阴唇突度对手术方案选择的参考意义，尤其是在进行小阴唇缩小术时价值更大，并且之前提到的血管分布研究也证实了这一观点 [6]。

作者还发现客观的测量（并记录）阴唇的三维数据，可以帮助医生更好地与患者就手术切除的程度进行沟通，而不是笼统地使用一些如"塑造、平滑的、过度切除或保守切除"

等字眼，通过一个更为客观的方法可以帮助患者模拟切除的比例。例如，通过术前精确的测量就可以模拟大于还是小于 50% 的组织切除效果，并且能够实现在术前与患者沟通并确认术后预期的效果，可以更精准的实施阴唇缩小术 [11]。随着整形美容外科对病历书写的要求越来越严格，作者鼓励所有医生都能够精准地记录阴唇的大小和外观，这不单单出于医疗法规的要求，更是为了更好地诊治患者。就像整形外科医师在行乳房整形手术前，通常会花费很多精力在术前测量及术前外观的讨论上，在进行阴唇缩小术时同样需要这样的准备工作。

解剖学分类和解剖变异

在 Banwell 小阴唇解剖学分类标准推出之前 [5]，医生在与患者沟通阴唇缩小术的效果时通常很难描述。这一分类标准的出现可以帮助患者更好地理解手术，并帮助医生设计手术，与同行间进行学术交流。

更重要的是，这个分类方案不但记录了小阴唇和会阴结合部的解剖形态，还考虑到阴蒂与小阴唇间的双重皱褶及系带情况。作者认为，所有的临床医生都应该熟练掌握这些解剖学变异及测量方法。

小阴唇的形态

常见的小阴唇形态变异图如下（图 1-13）。简单来说，小阴唇游离缘的最高点可能位于阴道穹窿的上 1/3、中间或下 1/3。以此将其分为 Ⅰ 型、Ⅱ 型与 Ⅲ 型。小阴唇的连贯性与皱褶分布及色素沉着情况需要额外标记。

小阴唇的对称性

与其他整形美容手术相比（例如乳房与外耳的手术），小阴唇不对称的情况十分常见，在术前应详细记录并告知患者（图 1-14）。不对称的外观可以是同一解剖类型上的不同，也可以是不同的解剖类型上的差异。

小阴唇会阴结合部

两片小阴唇后方的结合部位也存在很大变异，这一部位常被称为"小阴唇会阴结合部"。与小阴唇形态一样，这一部位的形态同样对手术设计具有指导意义（图 1-15 和图 1-16）。小阴唇会阴结合部通常分为低位型（接近会阴处）、中间型和高位型。下面举几个例子，有些低位型的患者可能会同时合并后方阴唇系带，这在进行楔形切除术时要格外注意（参见第 4 章）。

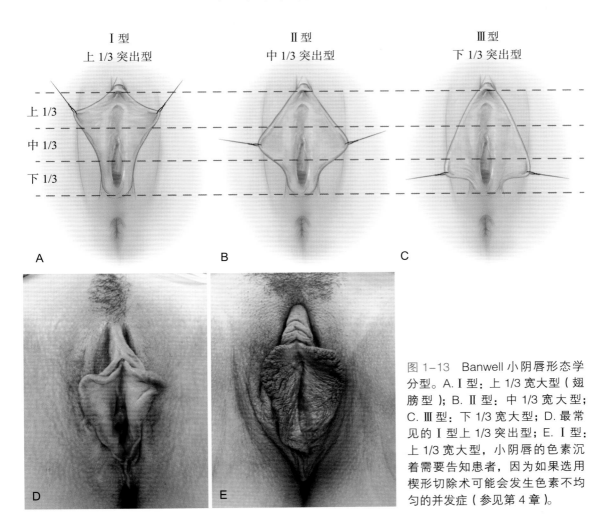

图 1-13　Banwell 小阴唇形态学分型。A. I 型: 上 1/3 宽大型 (翅膀型); B. II 型: 中 1/3 宽大型; C. III 型: 下 1/3 宽大型; D. 最常见的 I 型上 1/3 突出型; E. I 型: 上 1/3 宽大型, 小阴唇的色素沉着需要告知患者, 因为如果选用楔形切除术可能会发生色素不均匀的并发症 (参见第 4 章)。

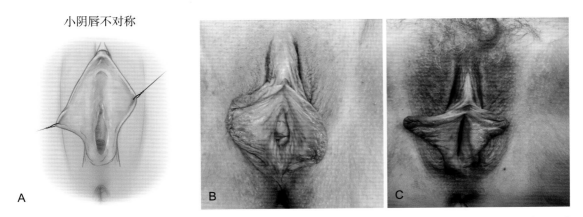

图 1-14　A. Banwell 小阴唇对称性分型; B. II 型 (右小阴唇中 1/3 宽大型) 与 III 型 (左小阴唇下 1/3 宽大型) 伴色素沉着; C. 右侧比左侧更明显的上 1/3 宽大型小阴唇 (I 型)。

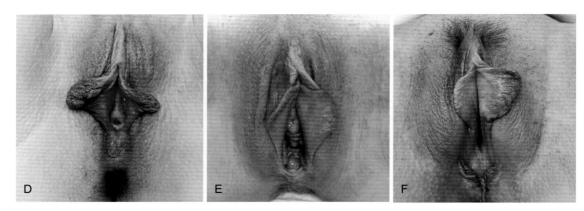

图 1-14　D. 左侧 I 型不对称，右侧 II 型不对称，右侧大于左侧；E. 两侧均为 II 型小阴唇（中 1/3 宽大型），但左侧尺寸明显大于右侧；F. II 型不对称小阴唇（左侧尺寸大于右侧）。

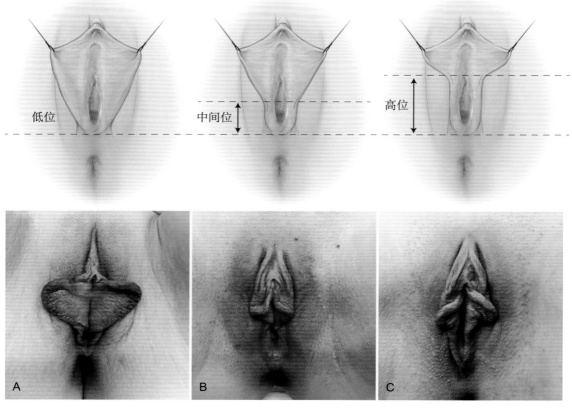

图 1-15　小阴唇会阴结合部。A. 低位型；B. 中间型；C. 高位型。

会阴结合部不对称

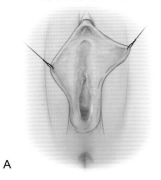

A

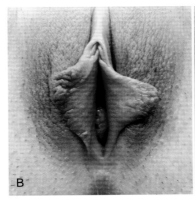

B

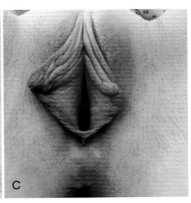

C

图 1-16　A. 两侧不对称的小阴唇会阴结合部。女性存在小阴唇不对称的同时可能存在结合部的不对称；B. 两侧小阴唇的大小、形态及结合部均不同：右侧Ⅰ型（上 1/3），左侧Ⅱ型（中 1/3），两侧的结合部形态也不对称；C. 小阴唇右侧Ⅱ型，左侧Ⅲ型，3 层阴蒂褶皱。患者同时存在后方阴唇系带，在进行小阴唇楔形切除术的时候要特别注意。

阴蒂阴唇复合体

　　阴蒂阴唇复合体的大小与解剖无疑也存在很多个体差异，在传统的解剖教科书中认为，阴蒂体和阴蒂包皮都很小，往往是轻度的阴蒂包皮伴双侧系带插入到小阴唇后方的形态（图 1-17）。但在有些情况下这一部位也会肥大，甚至是与小阴唇不成比例的肥大。

　　有些患者的阴蒂包皮是退化的，仅存在双侧的阴蒂皱褶。在这种情况下，阴蒂侧面形成一个显著的双层皮肤皱褶并与小阴唇融合，从而形成一个小阴唇主导的或阴蒂主导的外观（图 1-18）。这类的变异可见图 1-19。术前需要仔细检查，因为这关系到手术方案的选择。

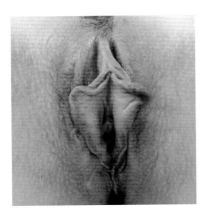

图 1-17　传统意义上认为的阴蒂阴唇复合体，即轻度的阴蒂包皮与两侧系带插入到小阴唇的后方。

阴蒂主导型　　　　　　　小阴唇主导型

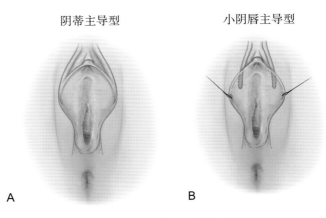

A　　　　　　　　　　B

图 1-18　阴蒂双层皱褶解剖示意图。详细记录这些解剖结构非常重要。A. 阴蒂主导型。这种形态与传统解剖书籍介绍的形态一致。阴蒂系带与小阴唇融合形成一个双层皱褶；B. 小阴唇主导型，小阴唇与阴蒂包皮形成的双层皱褶并存，小阴唇处于发育不全状态。

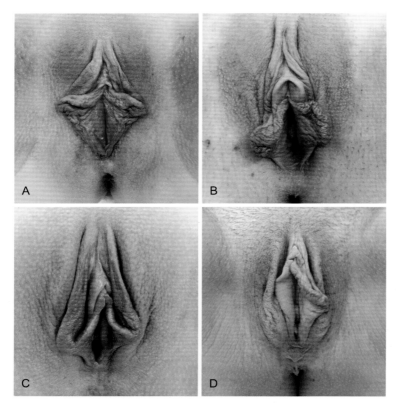

图 1-19 A. Ⅰ型小阴唇（上 1/3 宽大型）与阴蒂双层皱褶相融合（阴蒂主导型）。阴蒂包皮基本退化；B. Ⅱ型小阴唇（中 1/3 宽大型），两侧阴蒂双层皱褶，小阴唇主导型；C. Ⅱ型小阴唇（中 1/3 宽大型），少见的小阴唇与阴蒂共同主导型；D. 左侧Ⅱ型小阴唇，右侧Ⅰ型小阴唇（左侧小阴唇大于右侧），双层阴蒂皱褶，小阴唇主导型。

解剖学记录

作为医疗工作的一部分，医生要将术中的临床数据记录下来并在病历中体现。如图 1-20，首先确定小阴唇的形态（Ⅰ型），其次伴发两侧的阴蒂皱褶，描述会阴联合部及组织的皱褶情况。小阴唇的三维测量数据（根据 Motakef 分类）要精确到毫米。术前讨论医患双方要达成一致结论，如切除 60% 的组织，需要记录相应的测量数据并以此画线。

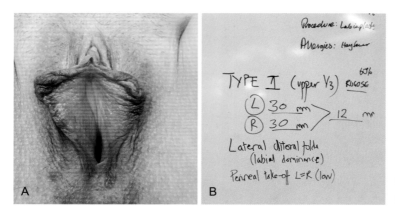

图 1-20 A. 术中小阴唇各解剖结构；B. 医生将所测量的数据详细记录下来。

美学标准

虽然学术界对于美学标准的关注更多地集中在乳房的理想形态上[12]。但在任何整形手术中，美学标准的指导意义都是至关重要的。尽管迄今为止，仍无小阴唇美学标准的相关数据。但在 Hodgkinson 和 Hait 发表的首篇关于美容性的小阴唇缩小术的学术论文中，认为小阴唇突出并超过大阴唇不仅仅只是外观不佳，更会同时伴发功能障碍，需要引起广大临床医生的关注。

基于以上观点，Hamori[13, 14] 及其同行开始研究社会流行趋势对美学标准的影响。媒体上充斥的蜜蜡脱毛的广告，身穿透明衣物却不显露阴部轮廓的模特，网络上匿名的不雅影像等都会对外阴美学标准产生影响。除对小阴唇的关注外，平滑饱满的大阴唇也越来越受大众喜爱。另外，Placik 和 Arkins[15] 研究了 Playboy 杂志插页照片后认为女性照片的摄影焦点是在女性外阴的轮廓上而非乳房上。

尽管越来越多的患者追求理想的外观，但并非每个人都能达到完美的效果。因此让我们的患者有一个理性的手术预期是非常重要的，像本章中介绍的那样，由于解剖个体差异的存在，不能保证每个患者术后都能达到理想的外观。因此，医生为患者选择合适的手术方案，力求达到和谐的外阴形态的同时又要考虑到每个人的解剖差异是非常重要的。这提醒医生要像对待面部美容手术一样，与患者充分沟通，综合考虑平衡与和谐的前提下，制定详细的、可数据化的方案，而不是所谓的尽量达到完美状态这样的空话。

总结

女性外阴存在巨大的解剖学个体差异，越来越被广大专科医生认识并进行分类。在选择手术方案时，外阴的大小与形状必须考虑其中，个性化的治疗方案才能达到最佳的手术效果。

美学标准正在与时俱进，然而外阴手术的原则依旧是在考虑到个体解剖差异的情况下尽量达到和谐美观。最后也是最重要的，所有从事女性外阴整形手术的医生都要在术前做好外阴大小形状的描述并记录测量数据，这点至关重要。

参·考·文·献

[1] Hodgkinson DJ, Hait G. Aesthetic vaginal labioplasty. Plast Reconstr Surg 74:414, 1984.

[2] Motakef S, Rodriguez-Feliz J, Chung MT, et al. Vaginal labiaplasty: current practices and a simplified classification system for labial protrusion. Plast Reconstr Surg 135:774, 2015.

[3] Banwell PE. Classification and anatomical variations of the female genitalia: implications for labiaplasty surgery. J Plast Reconstr Aesthetic Surg (submitted for publication).

[4] Standring S, ed. Gray's Anatomy: The Anatomical Basis of Clinical Practice, ed 41. Philadelphia: Elsevier, 2016.

[5] Banwell PE. Labiaplasty: anatomy, techniques and new classification. Clinical Cosmetic & Reconstructive Expo, Olympia, London, Oct 2013.

[6] Georgiou CA, Benatar M, Dumas P, et al. A cadaveric study of the arterial blood supply of the labia minora. Plast Reconstr Surg 136:167, 2015.

[7] Lloyd J, Crouch NS, Minto CL, et al. Female genital appearance: "normality" unfolds. BJOG 112:643, 2005.

[8] Franco T, Franco D. Hipertrofia de ninfas. J Bras Ginecol 103:163, 1993.

[9] Dobbeleir JM, Landuyt KV, Monstrey SJ. Aesthetic surgery of the female genitalia. Semin Plast Surg 25:130, 2011.

[10] Chang P, Salisbury MA, Narsete T, et al. Vaginal labiaplasty: defense of the simple "clip and snip" and a new classification system. Aesthetic Plast Surg 37:887, 2013.

[11] Banwell PE. Latest advances in labiaplasty: ideas and ideals. Keynote address. Cosmetex, Melbourne, Australia, Apr 2013.

[12] Mallucci P, Branford OA. Population analysis of the perfect breast: a morphometric analysis. Plast Reconstr Surg 134:436, 2014.

[13] Hamori CA. Aesthetic surgery of the female genitalia: labiaplasty and beyond. Plast Reconstr Surg 134:661, 2014.

[14] Hamori CA. Discussion: Vaginal labiaplasty: current practices and a simplified classification system for labial protrusion. Plast Reconstr Surg 135:789, 2015.

[15] Placik OJ, Arkins JP. Plastic surgery trends parallel Playboy magazine: the pudenda preoccupation. Aesthet Surg J 34:1083, 2014.

第 2 章

外阴整形术的社会及心理学研究：
什么才是正常的外观？

Kharen Ichino , Jennifer L. Walden

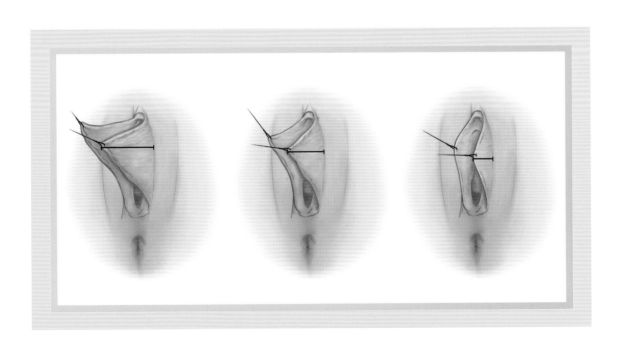

要点

- 目前尚无关于正常女性外阴的统一标准。
- 西方社会关于"理想的阴部"的定义通常为：毛发稀少的阴阜，粉红色的小阴唇且范围不超出于大阴唇外[1]。
- 研究表明外阴各部分均存在较大个体差异，这也为制定统一标准增加了难度[2]。
- 研究表明，不管出于外观还是功能原因而进行女性外阴整形术的患者，手术都具有心理安抚作用[3,4]。
- 女性割礼（female genital mutilation，FGM）或女性生殖器切割（female genital cutting，FGC）仍然是部分国家的宗教信仰，并作为他们的女性外阴美学标准在这些国家中实施[5]。
- 每个人对美的定义都是不一样的，但外阴整形手术的目的是帮助患者改善心理状态，完善生理功能，提高女性的魅力。

随着技术与潮流的革新，美容业的消费持续增长。19 世纪 50 年代，美容整形外科悄悄诞生，那时的人们往往比较忌讳这一话题而甚少提及[6]。到了今天，随着全球整形美容外科团体组织的兴起，已经开展了数以百万的整形美容外科手术。例如美国整形美容外科协会（American Society for Aesthetic Plastic Surgery，ASAPS），作为由众多经验丰富的整形外科医师组成的社会组织，宣称仅 2014 年一年美国就开展了超过 1.6 亿人次的美容手术[7]。其中开展最多的项目是隆胸术和吸脂术，这也与现代社会对美的关注焦点相吻合。女性外阴整形的历史相对较短，直到 19 世纪 70 年代后期才有小阴唇缩小术的文献记录，但近年来飞速发展[3]。尽管在很多媒体节目中能轻易获得这方面的资讯，但更多的女性仍羞于公开谈及此类话题。根据 ASAPS 的统计（美国美容手术数据库），仅 2015 年一年，美国就开展了 8 745 例小阴唇缩小术[8]，这还不包括阴道年轻化手术。与 2013 年相比，手术量增加了 44%，且有证据表明未来这个数据还将持续大幅度增长[9]（P.Banwell，personal communication，2016）。即便如此，这一数字与其他美容整形手术量相比还是微不足道的。对小阴唇缩小术的大量需求还催生了以下几个问题：有没有完美外阴，什么样的外观才是正常的？本章就外阴美学的不同定义进行探讨，从生理与心理学两个方面探讨外阴整形术为患者带来的疗效。

小阴唇缩小术的需求增加：社会因素

近年来，西方社会的女性为了改善外阴的形态和功能，对小阴唇缩小术的需求量越来越大。小阴唇缩小术最早在 19 世纪 70 年代诞生，那时的女性普遍认为不管出于美观还是功能原因，小阴唇都不应该超出大阴唇的外面[3]。这种流行趋势的形成深受网络上的图片与信息的影响，比如不雅视频上的完美无瑕的外阴以及穿紧身衣裤及泳衣的名人修图后的照片。舒适的修身衣物如打底裤或瑜伽服等的广泛流行促使女性开始关注她们外阴的轮廓[10]。充满自由意识的年轻女性不再羞于讨论关于性的话题，但她们仍很少讨论外阴的一些细节。女性不像男性，即便是裸体站在女伴的面前，外阴的细节也不会完全暴露。这种含混不清的影像也导致了女性容易忽略自己外阴的大小、形状及颜色的个体差异，从而误将一些不雅照片或所谓的教科书上看到的照片认为是正常外观。

在一项调查研究中发现，大多数女性认为漂亮的外阴是毛发稀少的阴阜、粉色的尺寸很小或几乎看不见的小阴唇[1]。Lisa Rogers 最近的一份关于"完美外阴"的研究中写道，通常女性 16 岁时开始关注她们的阴部外观，一个 16 岁的女孩认为如果朋友看到她的外阴后就不会喜欢她，因此她决定通过手术解决该问题。另有一个例子，一个 21 岁的女孩因为被姐姐戏弄阴部"松松垮垮"，导致她的男性朋友在从没看到她外阴的情况下也会嘲笑她。她非常羞于暴露在医生面前，而忽视了每年的妇科检查，最终带来了严重的健康问题。在以上这两个案例中得到的结论是，对女性而言，伴侣对外阴的看法是很重要的。然而有研究表明，与看非法网站上不雅视频时不同，98% 的男性从来不会关注伴侣的外阴形态[10]。尽管伴侣不在意，但仍有很多高要求的女性会关注自己的外阴是否完美。

西方观点

在美国、英国和澳大利亚这些多文化融合的国家，理想女性外阴的标准也是非常主观的。孩子们会在学校接受部分性教育的知识，但很少涉及外阴的大小、形状和颜色等细节内容。这些信息的缺失也使很多年轻女性希望知道什么才是正常的外阴。Liody 等[2] 在 2004 年进行的一项研究回答了这个问题，他们测量了外阴的不同部位，包括阴蒂、大阴唇和小阴唇，调查了不同国家不同种族的年龄在 18~50 岁的 50 例妇女。总的来说，这些女性认为理想的外阴就是各个部分的尺寸都要小。然而测量的结果却显示阴蒂的大小从 5~35 mm，大阴唇长度从 7~12 cm，小阴唇长度从 20~100 mm 不等，而宽度的范围更是大到 7~50 mm。由于这个范围过大以至于很难界定正常的外阴尺寸，即使在医学文献中也很少去定义正常的女性外阴。或许就是因为这个区域个体差异实在太大，所以没法去准确定义，而当一个女性站立的时候能否看到小阴唇就更是一件非常主观的事情了，甚至也有很多人认为只要功能正常就属于正常的外阴。为了更深入的研究女性外阴的形态，英国的艺术家 Jamie McCartney 用石膏铸造了 400 例女性的外阴雕塑墙，该雕塑曾在米兰的 Triennale 博物馆和英国的 Galleries 商场等地方进行展览[11]。

最早对小阴唇缩小术进行效果评价的作者 Sharp[12] 等发现，如果网上的视频与伙伴的负面评论成为促使患者进行小阴唇缩小术的主要诱因，那么患者通常对术后的效果非常满意，从而产生积极的心理状态并能够有效改善两性关系。而那些希望通过手术来改善两性关系为目的的患者，通常很难达到预期效果。

部分国家或地区的观点

在西方发达国家，女性可以为了功能或美观问题自由选择外阴整形手术，而在部分国家或地区，由于宗教等原因，限制了外阴整形手术的开展。甚至有些国家或地区仍在开展 FGM 或 FGC 手术，这完全悖逆了西方社会所倡导的女性自由解放的理念[5]。这些国家的女性生活在严格的宗教与传统大家庭的禁锢之下，没有自由而只有服从。

这些国家或地区的年轻女性根本没有选择的权利就被实施了 FGM 或 FGC 手术。在切除之前也不会告诉她们将要忍受这个痛苦的过程。询问这些被实施过 FGM 的女性是否知道手术的原因，所有受访者的回答都是"不知道"。只是由于身边的女性都做了，她们也就无条件接受了[5]。

在不明原因的情况下被动接受手术，这在西方国家的人看来是不可思议的，因为在西方国家做与不做手术的决定权应当掌握在自己手中。正如西方女性认为不突出的小阴唇更美一样，这些国家或地区的人认为做了 FGM 手术的外阴才完美。女性外阴的标准非常宽泛，如何对待身体的这个隐藏的器官是女性自己的事。不管别人怎么说，每个人都有自由选择的权利。

女性外阴整形术带来的心理学变化

与被迫进行 FGM 手术的女性不同[5, 13]，当女性自主要求进行阴道年轻化手术时，医生可以发现：除了手术本身的效果之外，患者的心理状态也能够得到很大的改善。在 258 例外阴整形术中患者满意度高达 92%[13]。另外一个主观的指标，患者与伴侣的性生活满意度也有了明显的提高。究其原因，可能是因为手术成功带来的心理暗示，使得患者的皮肤敏感度增高。除了功能与性生活方面的改善之外，手术带来的美观效果也是非常积极的。之前提到的那位被姐姐嘲笑的 21 岁的小姑娘，对术后效果非常满意。尽管有难以避免的术后疼痛与不适，她却都能接受，因为这个手术确实改变了她的人生[1]。尽管绝大多数男性并不在意女伴的外阴形态[10]，嘲笑她的男性朋友也没有见过她手术前的外阴，但术后的她依然获得了自信，就像所有的美容整形手术一样，即使周围的人并不认同，但这种主观的自体形象的改变可以影响一个人的一生。

女性外阴整形术与女性割礼的本质区别

区分女性割礼与外阴整形术的 4 项伦理学标准：①患者的意愿；②不伤害原则；③有利原则；④公正原则[13]。这些原则保证每一例患者都有权力寻求经验丰富的外科医师，以一种非强制性的方式，在恰当而充分的知情同意的情况下进行手术操作。与传统的没有知情同意的女性割礼不同，外阴整形术前都会与患者就手术方案、手术优缺点、潜在并发症，以及术后护理进行详细的探讨和说明。

总结

由于个体差异很大，很难界定正常的外阴形态，目前也尚无统一的女性外阴数据以供参考，但患者术后的心理状态均有了很大改善[4]。现代社会充斥着大量的网络信息，这是女性外阴整形术越来越流行的一个重要原因。这也解释了为什么小阴唇缩小术会有这么高的患者满意度[3, 4]。两性心理学研究发表了一篇关于女性私密部位的舒适度对两性功能的影响的文章也证明了这一点[3, 15]。在手术后，女性会对自己身体的满意度增高、更自信，性生活的不适感也会明显减轻，这些都是手术带来的正面效应。

参·考·文·献

[1] Leach H. (Director), Rogers L. (Writer). The Perfect Vagina [Video file]. Top Documentary Films. Available at *http://topdocumentaryfilms.com/perfect-vagina/.*
[2] Lloyd J, Crouch NS, Minto CL, et al. Female genital appearance: "normality" unfolds. BJOG 112:643, 2005.
[3] Hamori CA. Aesthetic surgery of the female genitalia: labiaplasty and beyond. Plast Reconstr Surg 134:661, 2014.
[4] Miklos JR, Moore RD, Chinthakanan O. Overall patient satisfaction scores, including sexual function, following labiaplasty surgery: a prospective study comparing women with a history of prior cosmetic surgery to those with none. Plast Reconstr Surg 134:124, 2014.
[5] Walker A, Parmar P. Warrior Marks: Female Genital Mutilation and the Sexual Blinding of Women. San Diego: Harcourt Brace, 1993.
[6] American Society of Plastic Surgeons. American Society of Plastic Surgeons reports cosmetic procedures increased 3 percent in 2014. Available at *http://www.plasticsurgery.org/news/2015/plastic-surgery-statistics-show-new-consumer-trends.html.*
[7] American Society for Aesthetic Plastic Surgery. Press Center. ASAPS looks back on 35 years of cosmetic surgery. Available at *http://www.surgery.org/media/news-releases/asaps-looks-back-on-35-years-of-cosmetic-surgery.*

[8] American Society for Aesthetic Plastic Surgery. Cosmetic Surgery National Data Bank Statistics, 2015. Available at *http://www.surgery.org/sites/default/files/Stats2015.pdf*.

[9] American Society for Aesthetic Plastic Surgery. Press Center. Statistics, Surveys, & Trends. Labiaplasty and buttock augmentation show marked increase in popularity. Available at *http://www.surgery.org/media/news-releases/labiaplasty-and-buttock-augmentation-show-marked-increase-in-popularity*.

[10] Holloway K. The labiaplasty boom: why are women desperate for the perfect vagina? Alternet. Available at *http://www.alternet.org/news-amp-politics/labiaplasty-boom-why-are-women-desperate-perfect-vagina*.

[11] McCartney J. The Great Wall of Vagina. Available at *http://www.jamiemccartney.com/main/works/C9*.

[12] Sharp JM, Mattiske J, Vale KI. Motivations, expectations, and experiences of labiaplasty: a qualitative study. Aesthetic Surg J 2016 Feb 23. [Epub ahead of print]

[13] Dobbeleir JM, Landuyt KV, Monstrey SJ, et al. Aesthetic surgery of the female genitalia. Semin Plast Surg 25:130, 2011.

[14] Amnesty International. Infibulation in Africa. Available at *http://www.witchhazel.it/female_genital_mutilation.htm*.

[15] Goodman M, ed. Sexual and psychological ramifications. In Goodman M, ed. Everything You Ever Wanted to Know About Women's Genital Plastic & Cosmetic Surgery. Pressbooks.com, 2013. Available at *http://drgoodman.pressbooks.com/chapter/chapter-3sexual-and-psychological-ramifications/*.

第 3 章
外阴整形术知情同意书

Neal R. Reisman

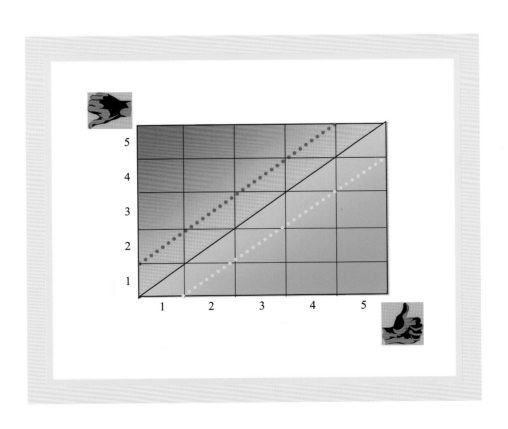

> **要点**
> - 恰当的患者期望值很重要。
> - 患者的手术目标要切实可行。
> - 知情同意是一个重要的沟通环节，而非简单地签字了事。
> - 医生应该客观评价新兴手术项目的效果。

基本的医学法律文书

最基本的医学法律文书包括侵权行为告知书、知情同意书、可能的风险和潜在的财产经济损失。大多数患者都是自主选择外阴整形术的。告知的内容主要包括以下 4 项：

- 诊疗义务
- 违反合约
- 因果关系
- 带来的危害

在医疗过失索赔中首先要确定的是医生对患者的诊疗义务，这一关系从患者第一次到该医疗单位就诊就开始了，因此，合理的治疗预期与手术时机选择是非常重要的。第二要素是确定诊疗过程中有无违约行为，也可称之为"专家之战"。由于患者个体差异很大，因此建立标准的治疗流程是非常困难的，只能在以患者现有的情况下选择相对恰当的方案，选择合适的医生进行治疗。治疗的方案多种多样，不同的医生也会选择不同的方案，但这些方案都应当是有效的，采用临床诊疗中的专家意见也很常见，通常是没有问题的。在需要选择创新性的治疗方案时，应详细告知患者目前在这一领域的应用尚不成熟，只是一种试验性的尝试，让患者仔细考虑清楚。第三要素是确立因果关系。确立违反合约行为是否是导致危害的直接原因，这也被称为"如果不"环节，类似如果当初不这么做，可能就不会导致损害。第四要素是带来的危害，这可能是最困扰医生诊疗过程的一个要素，明明已经完全治愈了患者的并发症，且未留下额外瘢痕，但患者仍要求赔偿。对于危害的鉴定，取决于州法律和司法管辖区条文的界定，可能包括术后疼痛与精神上的痛苦、经济上的损失、额外的手术修复和延迟愈合等。假设是由于违反约定造成的，那么将予以损害赔偿。对于医生而言，越是可做可不做的手术，越需要仔细评估患者的预期是否合理，手术效果能否达到患者满意。

手术未达到患者预期与花费金额过大是诉讼的主要原因。在手术前需要花费适当的时间向患者解释手术方案、手术案例展示，并模拟手术前后的效果，与患者在手术方案上达成一致。作者常常建议，如果可以的话多听听患者"喜欢"怎样，也就是她们希望达到的效果。这在一次诊疗过程中通常难以充分沟通，最好在患者决定手术前，至少安排两次面诊。

女性外阴整形术的医学法律文书

即使给予了最好的护理，这一部位的手术也存在许多固有的风险和潜在的并发症。手术同意书中最基本的内容包括瘢痕、感染、出血、性交困难、伤口不愈合、二次手术或手术修复以及手术达不到预期效果等。原告提出诉讼的原因可能是已知的固有风险，如手术瘢痕等。医生在整个诊疗过程中，在与患者交谈时要时刻注意，不要用到类似"这种风险不会发生的，但我必须要告诉你"这样的话语。仔细评估患者可能存在的额外风险，并给予合适的干预是非常重要的。例如患者的吸烟情况、节食与大量减重后的营养状况，以及服用非处方药的情况、不遵从术后指导、不限制运动等情况，告诉患者不遵守医生建议的风险。医生常常说，"如果你不按我说的做，那么我不对手术结果负任何责任"。所有的患者都要签署免责协议。知情同意书除了交代手术风险外，还要包括术前的准备活动及术后的护理要求。对于不遵从这些要求的患者请后果自负。例如，小阴唇缩小手术的患者术前、术后抽烟会大大增加伤口愈合不良的风险。这些患者术前都要签署免责声明，自行承担二次修复手术的费用。

在术前及接诊过程中，医生经常提及手术可能存在的并发症是一种聪明的做法。但是在并发症发生之后再说，则被认为是为失败寻找借口，而不被患者接受。而作者能提供的建议就是与患者充分探讨手术的优势与潜在的风险与并发症，以此来确保患者的预期是合理的，这一过程需要融合在患者多次的面诊中循序渐进。

知情同意书是法律诉讼判定的重要因素，关系到判定的结果。风险管理部门意识到知情同意的重要性，但是它并不是诉讼成功与否的唯一依据。一项心血管方面的研究表明，大部分患者只能理解知情同意书中 35% 的内容 [1]。当然，这些是陈旧的研究数据，随着患者学习模式的不同，知情同意书也产生了很多种形式——视觉型的、听觉型的和动觉型的，这样患者的理解率会大大增高。通过医生、助理、护士和其他工作人员的共同努力，可以为听觉学习者像讲故事一样叙述手术过程，为视觉学习者提供图解与照片，为动觉学习者提供可以互相交流的具体案例。以上 3 种类型的知情同意的内容越全面，医生越能理解并努力达到患者的要求，患者也更能理解和接受手术的风险与并发症。

知情同意书的内容应该通俗易懂，而不应以晦涩难解的法律条文模式。在谈话时要留出足够的时间让患者提问答疑，以此获知患者是否充分理解知情同意书中的内容，哪些要求能达到哪些不能达到，尤其要注意不能达到的要求，且手术存在变数，不能向患者进行保证。这绝不是能在一次面诊中就能完全解决的事，有可能需要多次沟通。在谈话结束后与患者签署相关文件，这些文件反映了谈话过程中讨论的内容。有些患者可能首次完全不能理解签署知情同意的内容，但在第二次面诊沟通中就能很好理解。对于那些不能理解的患者，有经验的医生绝不会急于安排手术，而是继续安排免费咨询，来帮助患者理解并树立合理的手术预期。知情同意的过程必须要有手术医生的参与，手术护士与助理只能协助而不能回答手术相关的专业问题。

由于会阴解剖个体差异大，为了达到更好的效果，往往需要尝试新的手术操作或对标准术式进行改良。对于一侧小阴唇双重皱褶的患者，术前需告知两侧切口不完全对称的情况。对于所有的外阴整形的患者，术前截石位照片资料的留取与回顾是非常重要的。可以在术前向患者说明手术切口的位置，以避免不必要的麻烦。

在进行一项新的手术操作或标准术式的改良时，有经验的医生可能会对患者说，"以我多年的临床经验来说"。这是一个容易让人信服的开场白，即便是已经广泛应用于临床的术式，或仅仅是术式的轻微改良，为了增加医生与患者的信任度，医生都要坦白地告诉患者这是一个新的尝试。建议以这种方式告诉患者："这虽然是一个新的尝试，但以我多年的临床经验来说是完全可行的。"手术操作改良应该有知名的专家、同行评议或已发表的文献支持。否则，开展一项全新的手术需要由伦理委员会的批准来保护患者的合法权益。而术式改良往往不需要伦理委员会的介入。但不可避免地需要详细的术前讨论文件，包括相关的经验、潜在的风险、手术难点、手术目的及不确定因素等。缺乏相应的文书，可能会导致患者也就是原告称，"如果我术前知道这是一项试验，医生对此没有任何经验，我是绝对不会选择手术的。"

患者来手术的原因及要求需要仔细沟通，手术效果不满意是导致法律诉讼的常见原因，可能由很多事情引发，如没有成功阻止丈夫的外遇、重新燃起爱情的火花，或为了让婚姻更加幸福等。这些动机在公开的谈话与签署手术知情同意书时都可能会被患者隐瞒，且单纯依靠一个手术是不能解决婚姻关系这么复杂的问题的。如果患者在术前就透露她希望通过手术来改善夫妻关系，而在病历文书里没有记录，那么纠纷在所难免。一旦医生或团队成员听到患者不切实际的手术预期，要明确告知患者"这不可能达到"，而且不能签署任何保证书。含糊的拒绝只会导致患者的误解，是不可取的。医生要避免过度夸大新的手术方案的效果，在医疗过程中选择合适的患者，通过手术达到适度的改善是非常重要的。

手术同意书中还有很重要的一部分是手术费的告知。清晰准确写明大概的费用，包括医生手术费用、耗材费、麻醉费、实验室检查，以及其他的费用或超计划费用，此外还要告知患者可能存在的二次手术的政策，以及二次手术的时间等。作者建议在术后 1 年内需要进行的二次手术不要再收手术费，以保证患者能够更好地遵守随访日程表。额外的耗材或麻醉费用是可以收取的。当然对于不同的患者可以灵活机动。重要的是即便医生不收取二次手术费，也会因此而产生额外的费用，给患者带来一定的损失。如果患者不遵守医嘱、不按时复诊、不听医生建议而抽烟，以及发生其他的危险行为也会对二次修复手术产生非常不利的影响。

医生需要掌握与患者沟通的技巧。沟通通常有两种形式：一种是直白的，另一种是隐讳的。直白的表述通常是展示一些手术照片、示意图或能够证明手术过程的一些相关资料，它们向患者直观展示手术效果。如果术后未达到此效果，那么病例中这些记载都会成为诉讼的证据。因此，在向患者交代手术切口，瘢痕以及相关问题时要留有余地。当展示照片或数据信息时，医生不应暗示所有的患者都会达到这么好的效果。图表展示的内容要包括可能存在的并发症及瘢痕的情况，并告知患者并非每个人都能达到完美的效果。

当患者透露持有特定的目的或要求，而医生又认为手术效果不一定达到满意时，往往可以采用暗示的表述方式。例如，患者透露她术后 2 周要参加一个重要的海滩度假旅行，如果没有与患者很好的沟通，她在没有完全恢复的情况下参加这个旅行，可能会导致手术的失败，从而产生纠纷。正确的做法是与患者沟通日程，如果实在更改不了，那么等度假结束后再安排手术。违反手术合约并不属于医疗事故保险范畴，诉讼成功与否并不完全取决于哪方存在过失。原告诉讼请求往往是手术没有达到承诺的效果。而在医疗过失索赔案中，被告有机会证明患者术后没有好好护理，但这不在手术合约的范畴内，诉讼只需要证明手术是否失败。

准确判断患者的手术预期和目的是至关重要的，这可以从患者诉说手术的要求以及周围人的看法中得知。这类手术通常与复杂的情感密切相关。与患者就寻求手术的原因展开深刻的讨论，以此获得万一手术伤口不愈合或产生额外瘢痕时患者可能的反应。对于不切实际、不能接受风险的患者，医生要特别注意。也不能仅仅因为患者想做就收治患者，这一行为是危险且不可取的。医生对待患者，不能有任何的粗心大意。医生的职责是保护患者免受伤害，甚至有时候是来自患者自己的伤害。有时候，一位年轻的患者要求进行小阴唇缩小术，医生体检时发现她的小阴唇已经很小了，评估后认为瘢痕与潜在的风险远远大于可能带来的改善效果，这种患者是不适合进行手术的。不管患者的手术意愿有多强烈，都不能答应手术。医生以为患者服务为生，拒绝手术更是对患者负责。

医生必须注意，在为患者体检时必须有陪护员在场。不仅是男医生，这也同样适用于女医生。不要选择患者的家庭成员，女性朋友或其他熟人为陪护员。因为一旦产生任何纠纷，她们就会联合起来一致针对你，到时会非常被动。

对患者的通信方式保密，是保护患者就诊信息与隐私的重要环节。与患者签署一份通信协议，里面清楚记录患者的联系方式，包括信箱、邮箱、家庭固话、工作电话、手机和 / 或医疗卡号，都是非常重要的。这份通信同意书要根据患者的要求及时更新。如果使用患者的资料做展示，不仅需要签署通用的 HIPAA 同意书，还应当签署商业 HIPAA 同意书。同意书中要明确表示照片的用处、在什么情况下使用、使用多长时间等，去除照片中的隐藏数据，避免个人信息泄露。在整个诊疗过程中都要保护患者隐私，所有工作人员都要保密患者的医疗卡信息，即使在公开场合遇到也要保持距离。作者常常跟他的患者说如果在公共场合遇到你，我会装作不认识你，这不是没有礼貌，而是为了更好的保护你的个人隐私。

任何整形手术都有风险。Gorney 与 Martello[2] 写了很多如何权衡手术效果与潜在风险的文章。图 3-1 中 Gorney 评估表显示越是处理小的畸形，纠纷风险反而越高。畸形越严重期望值越低，图表中右下方的患者比畸形很轻但期望值很高（图标左上方）的患者手术风险更低。对于图表左上区域的患者，医生一定要仔细评估手术风险，对于咨询女性外阴整形的患者亦是如此。尽管大多数这类患者都承受着不同程度的精神压力，但选择合适的手术，达到适度的改善，可以使绝大多数患者达到满意。

总结

本章意在为拟进行女性外阴整形术的患者提供指导和帮助。除此之外，还有很多的经济与心理问题与之密切相关。一个有责任心和富有同情心的团队能够最大限度地帮助患者，并为患者提供有安全保障的就医体验。

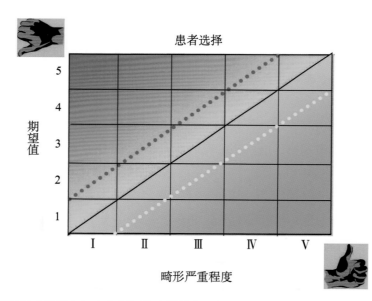

图 3-1　畸形严重程度（横轴）与患者期望值（纵轴）之间的关系。Ⅱ级畸形、4 分的期望值可能不易对手术效果满意，对这类患者要谨慎！反之，Ⅳ级畸形、2 分期望值的患者很容易能够对手术效果满意。对于Ⅴ级畸形的患者，他想改善自己的驼背，认为任何的改善都是很明显的，因为他能够接受不管怎么做，他都会有点驼的结果（Ⅱ级）：这就是一个可接受的且期望值比较现实的患者。反之，一个患者脖子上有个不太明显的瘢痕（Ⅰ级畸形），但一直穿着高领毛衣遮盖并不敢离开自己房间的人（期望值 5 分），就不是一个目标现实的可接受的患者。对于两条虚线之间的患者要仔细甄别，挑选适合的患者进行治疗。例如，一个处于红色区域但在两条虚线之间的患者在多次的详细沟通后可能会是一个比较好的手术候选者。

参·考·文·献

[1] Falagas ME, Korbila IP, Giannopoulou KP, et al. Informed consent: how much and what do patients understand? Am J Surg 198:420, 2009.
[2] Gorney M, Martello J. Patient selection criteria. Clin Plast Surg 26:37, 1999.

延伸阅读

American Society of Plastic Surgeons. Informed consent documents, edited by N. Reisman, 2012.

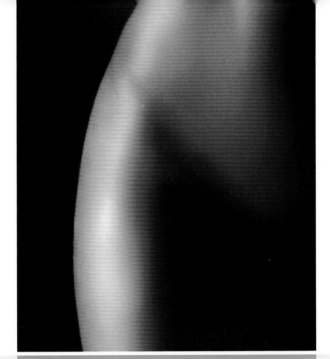

第 2 篇

手术技巧

Techniques

第4章

小阴唇缩小术：楔形切除术

Christine A. Hamori

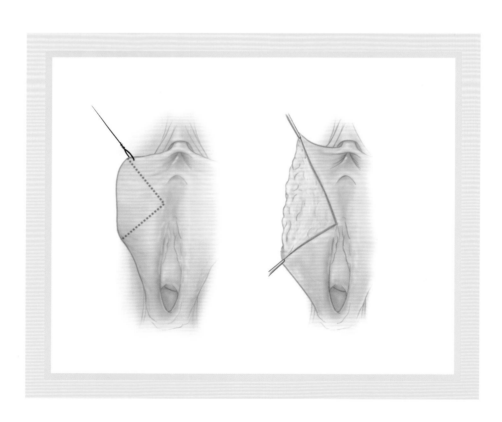

> **要点**
> - 小阴唇楔形切除术是一项安全有效的手术方法。
> - 楔形切除术后仅留有一条细小的水平瘢痕且很隐蔽。
> - 楔形切除术在去除多余的小阴唇组织的同时能够很好地保留小阴唇的主要神经与血供。
> - 绝大多数患者可在局麻下手术，且手术时间通常不到 1 小时。
> - 低温射频刀的应用可以加速伤口的愈合，帮助早期恢复。
> - 手术并发症主要有边缘不平整、伤口裂开以及血肿，但发生率很低（参见第 10 章）。

　　小阴唇的手术是外阴整形术中最常见的一种 [1]。现有文献报道了很多缩小小阴唇的手术方法，最常见的两种术式是边缘切除术和楔形切除术。1998 年，Alter[2] 首次报道了采用中央楔形切除术去除大部分突出的小阴唇。手术的优点包括保留了小阴唇边缘的自然结构、瘢痕很短，以及降低术后瘢痕的不适感等。2008 年，Alter[3] 回顾了两年来的 407 例小阴唇扩大楔形切除术的经验，认为改良的手术可以进一步缩窄了阴蒂包皮，减少了常规楔形切除术后"猫耳朵"的发生率。该术式术后并发症发生率非常低，患者满意度很高。

适应证与禁忌证

适应证

直径伸长型小阴唇
楔形切除术的最佳适应证是直径伸长的小阴唇且边缘伴色素沉着的类型（图 4-1）。通常来说，采用一个像"切蛋糕"一样的设计，全层切除小阴唇最突出的部分，然后缝合黏膜及黏膜下组织即可。这样一个切蛋糕的设计可以通过减少小阴唇周径而将突出至大阴唇外的小阴唇去除（图 4-2）。

肥厚型小阴唇
黏膜及黏膜下组织均肥厚的小阴唇也适合进行楔形切

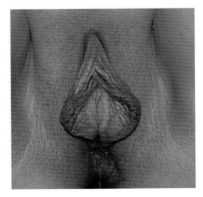

图 4-1　49 岁女性，宽大的阴蒂包皮与肥大的小阴唇。

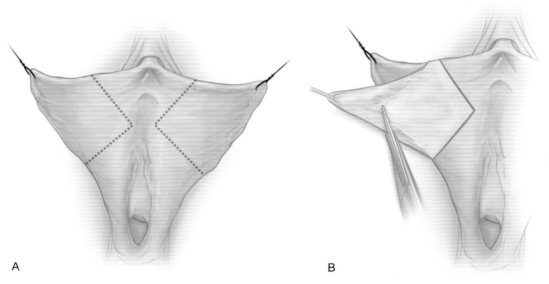

A   B

图 4-2　A. 小阴唇楔形切除术手术画线；B. 保留黏膜下组织的楔形切除术。

除术（图 4-3 和图 4-4）。由于黏膜下组织的肥厚臃肿不易缝合，此类患者实施边缘切除术是很困难的，且剩余的小阴唇容易呈现短小不自然的外观（图 4-5）。楔形切除术可以自由决定去除的黏膜下组织的量，因此可以轻松去除臃肿肥厚的小阴唇黏膜下组织。然而对于非常薄且萎缩的小阴唇，黏膜下组织要尽量保留（图 4-6 和图 4-7）。保留少量的黏膜下组织也更利于楔形切除术的术后愈合。

　　皱褶变异型

　　矢状面直径延长的皱褶变异型小阴唇也适合选择连续楔形切除术（图 4-8），一方面可以缩小小阴唇的长度，一方面也可以去除臃余的组织达到美学效果（图 4-9）。单一钝角设计的楔形切除术一般就足够了，然而，在缝合处的张力可能会比较大，缝合组织也容易出现

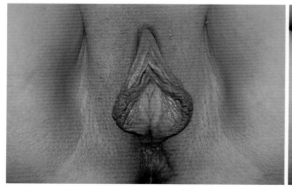
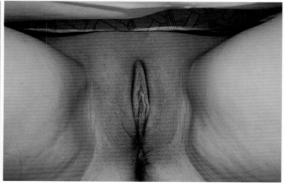

图 4-3　49 岁女性，术前与小阴唇扩大楔形切除术后 3 个月。

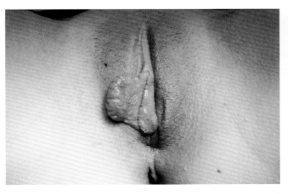 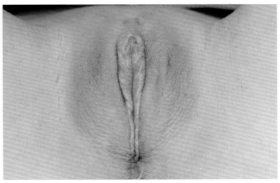

图 4-4　27 岁女性，小阴唇单侧不对称性肥大（黏膜下肥厚）。

图 4-5　46 岁女性，小阴唇边缘切除术后 10 个月。

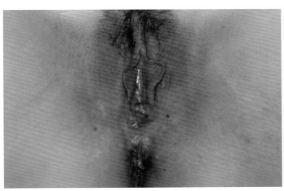 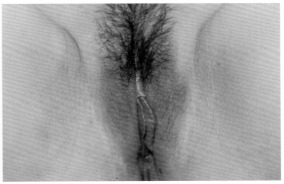

图 4-6　44 岁女性，薄而萎缩的小阴唇（黏膜下组织少）术前与 L 形保留黏膜下组织的楔形切除术后。

全层楔形切除术　　　　　　　　　　　保留黏膜下组织楔形切除术

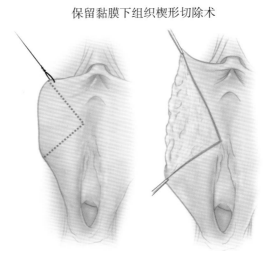

图 4-7　对于比较肥厚的小阴唇进行全层楔形切除术，而对于较薄的萎缩型小阴唇适合采用仅去除黏膜保留黏膜下组织的切除方案。

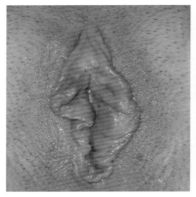 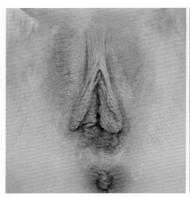 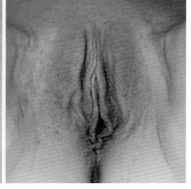

图 4-8　40 岁女性，皱褶变异性小阴唇，矢状面直径延长。

图 4-9　37 岁女性，小阴唇矢状面直径异常延长，术前与楔形切除术后。

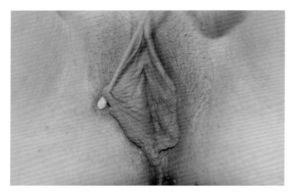

图 4-10　32 岁女性，小阴唇楔形切除术后 8 个月，菲薄的小阴唇伴穿孔外观。

不平整或 "猫耳朵"，需要综合评估。对于菲薄且萎缩的小阴唇则不适合进行楔形切除术，由于黏膜下组织太过菲薄，缝合时容易撕裂，造成边缘愈合不良或穿孔（图 4-10）。

漏斗变异型

漏斗形小阴唇是一种放射状的、基底部缩窄的解剖学变异类型（图 4-11）。这种小阴唇可以通过连续楔形切除术或边缘切除术进行改善。在实施楔形切除术时，确定下唇位置非常重要。过度的切除可能会侵犯阴道口的后方从而出现性交不适感。这种网蹼状结构在进行小阴唇缩小术时要进行分离，就像小型的阴道口成形术一样，术后瘢痕在会阴部位会比较敏感，所以会比较疼痛。术前医生使用一个小型手持镜子，向患者指出多余的小阴唇后方组织以及手术可能采用的附加切口。

双重皱褶型

许多患者都有明显的小阴唇皱褶，这重皱褶起源于阴蒂系带，沿小阴唇延伸至外阴联合处（图 4-12）。单侧的双重皱褶术前通常不易察觉，在患者咨询时要告诉她这种不对称形态的存在，而双重皱褶的处理通常在小阴唇间沟处直线切除多余组织即可，瘢痕通常预后良好。建议在小阴唇缩小术时同时进行，以降低术后不对称的发生率。

宽大阴蒂包皮型

肥大的小阴唇通常会伴有宽大臃肿的阴蒂包皮。小阴唇边缘切除术后会残留松弛臃肿的阴蒂包皮，导致一个类似阴茎的外观，或称假性阴茎[4]（图 4-13）。Hunter[5] 称阴蒂包皮的残留是进行小阴唇整形修复术最主要的原因。Alter[6] 认为小阴唇扩大楔形切除术的范围应

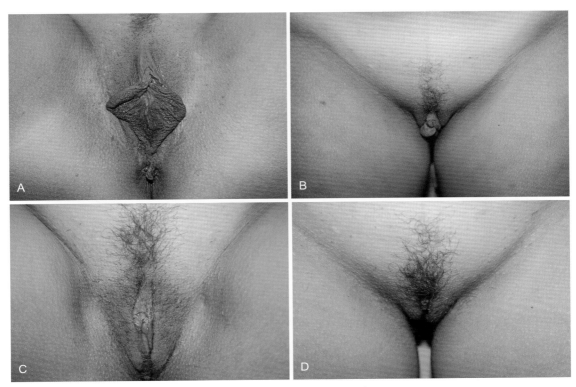

图 4-11　A、B. 46 岁女性，漏斗形小阴唇外观；C、D. 扩大楔形切除术与阴唇后方松解术后。

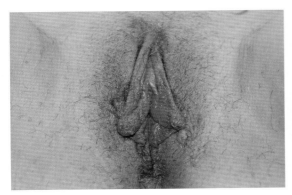

图 4-12　50 岁女性，双重皱褶型小阴唇。

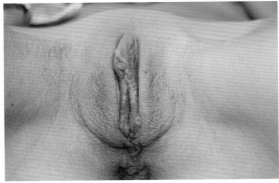

图 4-13　41 岁女性过度去除小阴唇边缘后继发假性阴茎畸形。

从宽大的阴蒂包皮顶部一直延伸到包皮两侧（图 4-14）。切除术后轻微的张力可以减少阴蒂包皮前突，从而有效降低术后假性阴茎外观的发生率。

禁忌证

楔形切除术最常发生的术后并发症是切缘裂开或愈合不良。在吸烟的患者中切缘愈合不

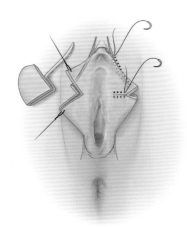 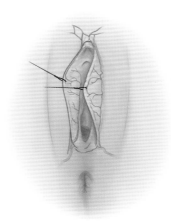 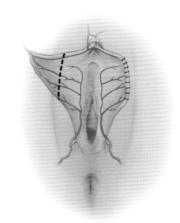

图 4-14　Alter 小阴唇扩大楔形切除术 [6]，附加阴蒂包皮侧面切口以缩小阴蒂包皮。

图 4-15　小阴唇上端优势动脉血供图。

图 4-16　小阴唇边缘切除术后，并不会明显影响剩余组织的血运。

良或穿孔的发生率明显高于不吸烟者，这或许与残留皮瓣的血液循环较差有关。Georigiou 等 [7] 研究表明小阴唇的血供来自于阴部内外动脉的分支（图 4-15），而最主要的供血动脉来自于向后走行的阴部内动脉。其粗大的中央分支，垂直穿入并供应绝大多数小阴唇的血供。阴部外动脉一个细小的分支供应阴蒂包皮和小阴唇前端的血供，楔形切除术向后切除部分中央动脉（后向楔形切除术）后会导致小阴唇前端部分缺血。前面提到过小阴唇前端是由阴部外动脉的一个细小分支供应，对于那些本身存在血管痉挛的患者，比如吸烟者，医师应优先选择边缘切除术而非楔形切除术。作者的经验也同样证明，边缘切除术能够很好地保留小阴唇皮瓣的血供。

患者评估

对于准备进行阴唇手术的患者，了解她们的手术目的是非常重要的。问诊的内容应包括性生活及妇科病史。当患者有手术需求时，详细交代基础解剖、手术方案的选择、手术风险以及可能的术后并发症等，并对外阴仔细检查。在进行体检时建议至少有另外一名医生同时在场，评估小阴唇的臃余情况、对称性以及色素沉着的情况，此外还要检查大阴唇与阴蒂包皮的情况。

递给患者一把手持镜，让患者指出她最困扰且最想改变的部位，而医生则向她指明手术切口位置。另外很重要的一点是，这一部位通常会存在不对称的情况，即便手术后仍可能会存在不对称，需要提前告知患者。合并的情况包括阴蒂包皮的去除及大阴唇缩小术都应在咨询检查时与患者进行讨论。

手术计划及术前准备

当患者咨询时，需要与患者就手术方案及可能的风险及并发症进行讨论。电子病历中的图表模版可以给出手术方案的初步建议。

由于手术区域的特殊性，通常在手术当天早上进行术前拍照。如果采用局部麻醉手术，术前 30 分钟口服头孢类抗生素。让患者站在纯色背景布前，两腿微分开，拍摄前正位与后正位照片（图 4-17A）。这组照片可以帮助医生判断突出于大阴唇外的小阴唇量、大阴唇的大小及位置、对称性等。当患者躺在手术床上准备手术时，拍摄截石位的外阴图片（图 4-17B）。

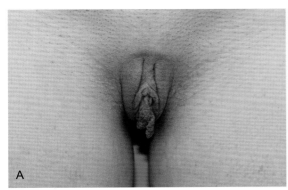 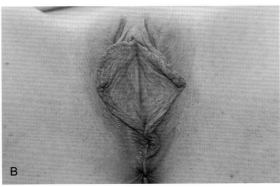

图 4-17　28 岁女性，拟进行小阴唇缩小 + 阴蒂包皮切除术术前照片。A. 站立位；B. 截石位。

小阴唇缩小术可采用局麻或全麻，这取决于患者。对于 25 岁以下的年轻患者，或咨询时比较焦虑或羞于采用截石位进行妇科检查的患者建议给予静脉麻醉或全麻。这类患者不需要给予口服镇静剂，而是在术前 30 分钟静脉滴注抗生素（一代头孢菌素）。在利多卡因中加入肾上腺素可以预防术中出血，后面会进行介绍。

绝大多数患者都能采用局麻或联合口服镇静剂如对乙酰氨基酚和安定。术前 20 分钟局部涂抹含苯唑卡因、利多卡因与丁卡因的乳膏，可有效缓解疼痛。使用 30 g 细针缓慢地从黏膜面注射麻药，很多患者几乎感觉不到疼痛。黏膜对利多卡因非常敏感，因此即使有疼痛也非常轻微。扩大楔形切除术时通常需要调整小阴唇与相邻大阴唇的形态，因此在阴唇间沟也要注射麻药。由于该区域的皮肤比较厚，注射时可能存在明显不适感。

手术技巧

手术画线

患者取截石位，拍摄照片后即可进行手术画线。楔形切除的范围越靠前越好。先标记前缘，下唇与之折叠成近似一个 "V"。由于尿液的冲刷可能会导致缝合处的扭转变形，因此切口的前端不可离尿道口太近（至少距离 0.5 cm）。V 形切口两端保持无张力或轻微张力，一侧手术完成后再标记另一侧阴唇。由于两侧小阴唇臃余的情况不一样，所以楔形切除的设计也不尽相同。如果患者同时存在阴唇后侧的系带与楔形切口离得很近的情况，则需要松解系带，需要在系带中央增加矢状切口。缝合的切口缘保持轻微张力很重要。局部麻醉前完成画线，楔形切除的范围以小阴唇最突出的部位为中心尽量越往前越好，可以最大限度保留血供 [7]（图 4-18 和图 4-19）。在标记楔形切除的上缘时，要充分考虑到阴蒂系带，阴蒂包皮与小阴唇之间的关系。超出这一部位的 W 形切口需要与后方的单一皮瓣进行恰当的缝合。

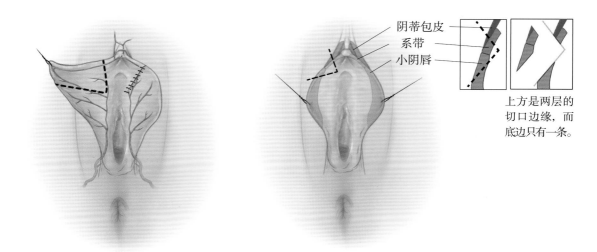

图 4-18　前楔形切除术可以更好地保留皮瓣血供。

图 4-19　复合体后方的楔形切口线的位置，避免将 W 形切口缝成 V 形。

麻醉

标记好手术线后，在 1% 的利多卡因中加入 1 : 100 000 的肾上腺素准备局部麻醉，采用 30 G 的细针沿手术标记线于阴唇间沟黏膜下浸润麻醉，等待 10 分钟使麻药充分发挥作用。如果患者是局麻手术，注射麻醉前 15 分钟外敷表面麻醉膏（20% 苯唑卡因、6% 利多卡因与 4% 丁卡因）可以有效缓解疼痛。根据麻醉类型可在术前口服或静脉输注一次二代头孢抗生素。

患者体位

患者进入手术室，截石位躺于手术床上，两腿分开固定于床两侧支架上，拍摄术前照片（图 4-20）。拍摄以下体位：两侧小阴唇外展，可以发现两侧小阴唇长度是否对称，单侧或双侧的双重皱褶，小阴唇后连接处，阴蒂包皮的变异等。在手术时尽量给予矫正，以降低术后不对称的风险。

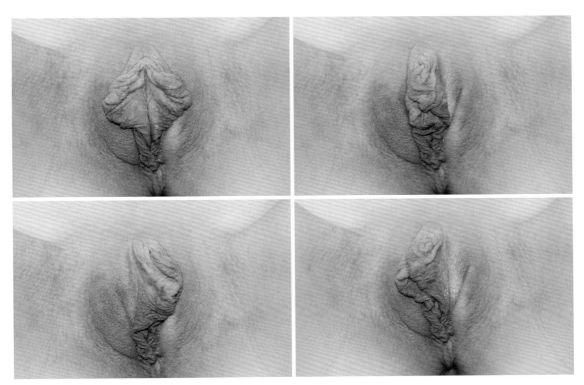

图 4-20　28 岁女性小阴唇缩小术前照片（截石位）。

手术技巧

使用 15 号刀片、PlasmaBlade（Medtronic）或针式电刀将黏膜切开。低温下（40~100℃）止血比传统的电凝止血可明显降低术区的热损伤，并帮助创面早期愈合[8, 9]。大多数患者小阴唇可全层整块去除，而在少数小阴唇菲薄萎缩的患者，保留黏膜下组织的去除更为妥当。术中使用电凝止血，0.05% 的马卡因（Marcaine）中加入 1 : 200 000 的肾上腺素可有效降低出血风险。

创面彻底止血后，采用 4-0 可吸收缝线或 SH 锥形针全层缝合楔形缺损区。真皮下缝合固定皮瓣两侧，每侧小阴唇大概需要缝合 5 针左右。用 5-0 或 RU 锥形针垂直褥式再仔细缝合皮瓣两侧。该缝合可以有效预防伤口裂开。如果在缝合后存在"猫耳朵"或阴蒂包皮显得过于宽大，在小阴唇上角处设计一个窄的三角瓣即可解决，注意要将切口隐藏在阴唇间沟中。最后用 5-0 微乔快吸收线或尼龙线间断或连续缝合黏膜层。

术后护理

术后使用生理盐水擦拭伤口，外涂抗生素软膏。外敷一次性冰袋，身下放置一次性护理垫。马卡因麻醉药最长可维持 4 小时，麻醉消退后患者会有火辣辣的疼痛感。前 1~2 天可口服维柯丁 4~6 小时一次，可明显缓解疼痛。患者出院时开取外阴冲洗液回家，叮嘱患者每次排尿后都要冲洗外阴。对于年龄大于 35 岁的女性，每周外用结合雌激素（倍美力）3 次，共使用 6 周可加速伤口愈合。每日口服二代抗生素（头孢羟氨苄）两次，共口服 5 天。有瘙痒或分泌物的患者可以口服抗真菌药如氟康唑。

实例展示

小阴唇扩大楔形切除术联合后方系带松解术

32 岁女性患者小阴唇肥大，她对自己这个部位的外观感到非常羞涩，从而拒绝任何与性有关的行为。她想让自己的小阴唇尽可能小。站立位体检时发现，外阴变宽小阴唇晃来晃去。截石位时，小阴唇臃余基底部肥厚，伴向后的阴唇系带，小阴唇色素沉着，色素从前向后逐渐加深（图 4–21A 和 B）。

此患者进行了小阴唇扩大楔形切除术联合后方阴唇系带松解术。患者耐受良好。由于切除了多余的小阴唇并进行了阴蒂包皮的处理，术后外阴整体明显缩窄。手术区域色素沉淀不明显，切口隐蔽（图 4–21B 和 C）。

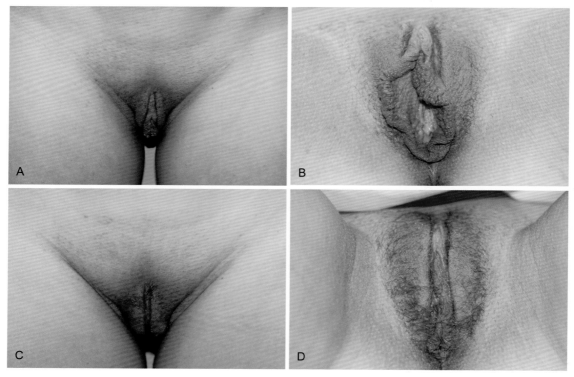

图 4–21　32 岁女性，小阴唇扩大楔形切除术联合后方系带松解术。A 和 B 为术前，C 和 D 为术后。

小阴唇扩大楔形切除术联合倒 V 切口阴蒂包皮矫正术

55 岁女性，肥厚的尖状小阴唇伴阴蒂包皮过长，穿内衣时小阴唇会突出，形成不雅的凸起。站立位时，小阴唇很长，外阴复合体很窄，阴蒂包皮长而窄。截石位时，小阴唇基地部很窄，长度过长且伴有色素沉着，黏膜下组织增厚。阴蒂包皮窄而长并伴有萎缩，阴蒂无明显肥大（图 4-22A 和 B）。

此患者进行了小阴唇扩大楔形切除术联合倒 V 切口阴蒂包皮矫正术。术后，患者恢复良好，对手术结果非常满意。术后截石位照片显示阴蒂包皮明显缩小，瘢痕不明显，并且小阴唇缩小变薄很多。站立位时，小阴唇不再突出至大阴唇外（图 4-22C 和 D）。

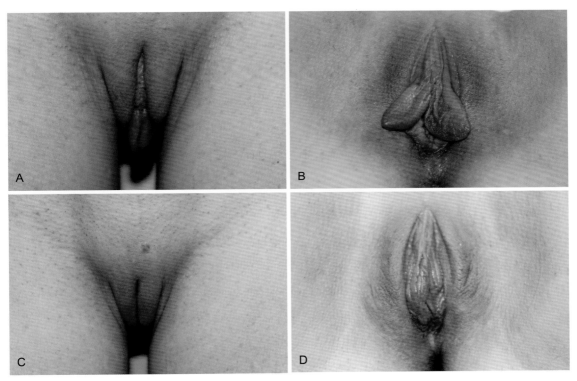

图 4-22　55 岁女性，小阴唇扩大楔形切除术联合阴蒂包皮缩小术。A 和 B 为术前，C 和 D 为术后。

术后并发症

小阴唇楔形切除术的术后并发症包括伤口裂开、血肿、色素不均匀，以及不恰当的去除量等。迄今为止，伤口裂开是该手术最常见的并发症，尤其是在吸烟的患者中发生率更高（参见图 10-2）。预防的方法包括，减少去除量从而降低切口缘张力，尽量将切口设计越靠前端越好，避免切断主要的中央供血动脉。在吸烟患者中，应首选小阴唇边缘切除术。

　　血肿主要发生在术后的 24~48 小时内。小的血肿通常会导致不对称和肿胀疼痛。遇到这种情况需要评估，绝大多数是不需要进行手术干预的。大的血肿要密切观察，一旦需要再次手术，通常需要在全麻下进行。

　　患者对女性外阴整形术的需求在迅速增长。同时也要求医生对此类手术进行长期随访[10]。小阴唇扩大楔形切除术是缩小阴唇改善突度的简单有效的方式。最佳适应证是肥厚的小阴唇（过多的黏膜下组织）合并矢状面的阴蒂包皮堆积。术中彻底止血与精细的缝合是避免术后伤口不整齐、裂开和血肿的重要环节。小阴唇楔形切除术的并发症会在第 10 章中详细探讨。

参·考·文·献

[1]　Goodman MD, Michael P, Placik OJ, et al. A large multicenter outcome study of female genital plastic surgery. J Sex Med 7:1565, 2010.

[2]　Alter GJ. A new technique for aesthetic labia minora reduction. Ann Plast Surg 40:287, 1998.

[3]　Alter GJ. Aesthetic labia minora and clitoral hood reduction using extended central wedge resection. Plast Reconstr Surg 122:1780, 2008.

[4]　Hamori CA. Postoperative clitoral hood deformity after labiaplasty. Aesthet Surg J 33:1030, 2013.

[5]　Hunter JG. Labia minora, labia majora, and clitoral hood alteration: experience-based recommendations. Aesthet Surg J 36:71, 2016.

[6]　Alter GJ. Central wedge (Alter) labia minora reduction. Int Soc Sex Med 12:1514, 2015.

[7]　Georgiou CA, Benatar M, Dumas P, et al. A cadaveric study of the arterial blood supply of the labia minora. Plast Reconstr Surg 136:167, 2015.

[8]　Ruidaz ME, Messmer D, Atmodjo DY, et al. Comparative healing of human cutaneous surgical incisions created by the PEAK PlasmaBlade, conventional electrosurgery, and a standard scalpel. Plast Reconstr Surg 128:104, 2011.

[9]　Isik F. Discussion: comparative healing of human cutaneous surgical incisions created by the PEAK PlasmaBlade, conventional electrosurgery, and a standard scalpel. Plast Reconstr Surg 128:112, 2011.

[10]　Lista F, Mistry BD, Singh Y, et al. The safety of aesthetic labiaplasty: a plastic surgery experience. Aesthet Surg J 35:689, 2015.

第 5 章
小阴唇缩小术：边缘弧形切除术

Red Alinsod

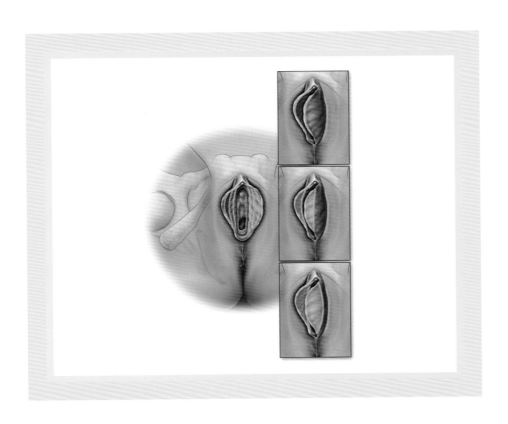

要点

- 妇科医师通常喜欢选择边缘弧形切除术来缩小小阴唇。而在一项调查中显示：整形外科也更喜欢选择边缘弧形切除术（52.7%），其次是中央 V 楔形切除术（36.1%）[1]。

- 尽管边缘切除术具有更低的伤口愈合方面的并发症，但术后小阴唇边缘弧形瘢痕可能存在挛缩并诱发慢性性交痛的风险[2]。楔形切除术虽然也可能产生瘢痕，但由于瘢痕是水平走向，由此瘢痕产生的疼痛非常罕见，但不管是楔形切除术还是边缘切除术，绝大多数小阴唇瘢痕术后 6 个月就会变软而基本看不出。

- 不同的患者选择的术式也不尽相同，取决于每种手术的优缺点、小阴唇肥大的部位与程度、患者对美观的要求程度等。一般来说，边缘弧形切除术适用于各种程度的肥大，但不能保持小阴唇原有的黑色素沉淀及不规则的形状。除此之外也可用于楔形切除术不能达到的大量切除的手术。

- 大多数选择小阴唇缩小术的女性都希望能够去除黑色的小阴唇边缘，但也有患者希望在去除多余小阴唇的同时能够保持小阴唇自然的外观[2, 3]。相比较楔形切除术，弧形切除术可以保证更多更精确的切除量。

- 新的证据表明，与其他小阴唇缩小术相比，采用射频进行的小阴唇缩小术更安全、更精准，美学效果更好。

阴唇缩小术是一种缩小大小阴唇或改善大小阴唇形态的妇科手术[5, 6]。是目前开展最多的外阴整形手术之一[5]。小阴唇是位于大阴唇与阴道穹窿间的一对纵行皮肤皱襞[6-8]。小阴唇内的海绵结缔组织中富含神经末梢，在性交中非常敏感[5]。小阴唇在长度、厚度、对称性和突出大阴唇程度方面都存在很大的个体差异性[5, 6, 8, 9]。通常认为，小阴唇突出大阴唇外超过 3 cm 被诊断为小阴唇肥大且会影响美观[5-10]。小阴唇肥大的原因多种多样，包括先天原因[8, 11] 和后天继发性的原因如性生活、手淫、顺产、淋巴循环障碍、炎症性皮肤病或尿失禁[5]、肥胖与外源性雄激素增多等[13]。

1984 年，Hodgkinson 与 Hait[14] 医生介绍了他们在小阴唇整形术方面的经验，患者是 3 例自觉小阴唇肥大堆积要求改善的女性，这项报道开创了西方女性出于美观要求而进行外阴整形术的先河。近些年使用的主要手术方法有：小阴唇边缘弧形切除术（有时称之为切除术或切断术）或椭圆切除术[3.8.14]（另有一种名称为长轴切除术或修剪小阴唇边缘术）[3, 15, 16]。中央楔形切除术[17]、改良 V 楔形切除术（V 整形术）[18, 19]、去表皮法[13, 20]、激光小阴唇整形

术 [21]、射频小阴唇整形术等，但不论采用何种手术方式，小阴唇整形术的原则是不能破坏小阴唇血供与神经分布及阴道口的形态。理想的手术是既保留了小阴唇的唇形外观，又能在颜色与质地上保持一致，当然如果患者有要求，也可以去除大部分的小阴唇 [3, 8]。手术可以在局麻（0.25% 马卡因或 1% 利多卡因中加入 1 : 100 000 肾上腺素）下进行，也可在镇静麻醉或全麻下进行 [3, 5]。

2005 年，本章作者报道了一种微创小阴唇缩小术（图 5-1）[3]。洛杉矶患者喜欢称之为"芭比术"，它是将绝大多数的小阴唇去除的一种方法。下图展示了边缘切除术与混合切除术的手术效果（图 5-2 和图 5-3）。边缘切除术一般沿小阴唇设计一弧形曲线切开并去除深色小阴唇，恢复小阴唇的柔顺与平滑即可，要求术后小阴唇的突度要超过大阴唇。混合切除术要求几乎完全去除小阴唇，仅保留非常微量的组织量（小阴唇突度小于或等于大阴唇），达到一种若隐若现的外观，这在有些人认为是非常有吸引力的 [3]。要如此精确去除小阴唇组织有赖于"针尖状"射频精准治疗头。这么大的组织去除量在楔形切除术中是不可能达到的。

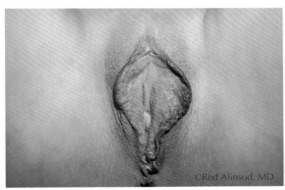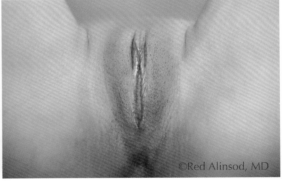

图 5-1　患者进行"芭比术"术前和术后。

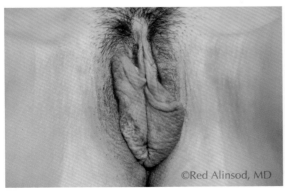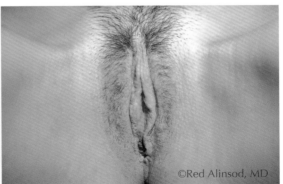

图 5-2　小阴唇边缘切除术前和术后。

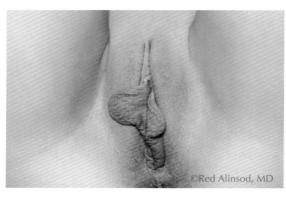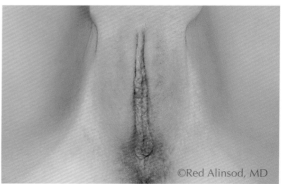

图 5-3　小阴唇混合切除术前、术后的外观。

　　"芭比"外观的受欢迎程度具有地域差异性，相比较美国东海岸与南部地区，西海岸人们更青睐这种外观。在一项 238 例想要进行小阴唇缩小术的患者调查中作者发现，有 98% 的女性希望将小阴唇缩小到与大阴唇平齐或低于大阴唇水平[22]。在作者自己的 200 例患者的调查中[4]，发现没有一个患者想要保留原有小阴唇的轮廓或黑黑的皱巴巴的小阴唇边缘。就作者的个人经验来说，确实没有一个患者会要求她的医师在手术中原封不动地保留她的黑色的小阴唇边缘。Miklos 和 Moore 的一项研究也表明[22]，在 550 例女性患者中，97% 的女性希望去除发黑的小阴唇边缘（更喜欢粉色的边缘），这样看起来小阴唇的轮廓会更加顺滑。

　　对于想要保留小阴唇自然的颜色与轮廓的患者，楔形切除术是一个比较理想的手术方法。通常来说，楔形切除、全层厚度的切除或这样的改良式式能够最大限度地保留小阴唇的神经分布，减小术后瘢痕。而过度的切除小阴唇则会导致阴道口的狭窄[8,11]。1998 年，Alter 医生[11] 介绍了改良小阴唇楔形切除术，包括联合外侧与中央的楔形切除术[8,17]（曲棍 V）、90° Z 成形术[5,7]、下方楔形切除术[23]，以及 Maas 和 Hage 医生报道的锯齿缝合术等[8,24]。

　　扩大中央楔形切除术包括外侧楔形切除术（曲棍 V），需要去除多余的阴蒂包皮或猫耳朵[8,17]。该方法可以降低伤口裂开的概率，减少窦道 / 瘘管的发生率、改善阴蒂包皮异常堆积，以及术后疼痛等副反应，尽管这类患者很少，也鲜有报道[8]，但不可否认，还是偶有发生的。90 度 Z 成形联合中央楔形切除术可以减轻缝合伤口部位的张力，因此可以减轻组织的牵拉[5,7]。下方楔形切除术，主要去除小阴唇的下半部分，保留上半部分来重建小阴唇[23]。Maas 和 Hage 的锯齿缝合术[8,24] 是另一种楔形切除术的改良方法。它通常采用一个 W 形切口，交错缝合突出的小阴唇瓣。小阴唇楔形切除术的弊端是小阴唇的血供问题以及外侧缘的缝合张力。楔形切除术具有更高的伤口愈合不良率和小阴唇穿孔率，展开小阴唇可看到明显的比萨饼接缝等副反应[3]，这些并发症在小阴唇边缘弧形切除术中基本不会发生。当然在有些案例，根据不同的小阴唇外观可以采用联合手术的方式[8]。

　　术前要标记清楚拟准备进行的手术操作，是两侧还是单侧、全部还是部分小阴唇、去表皮还是全层去除、是使用手术刀还是采用激光进行手术。整个操作大概需要 30 分钟时间。如果拟去除的小阴唇量比较少，那么这个方式是非常有优势的 [25]。如果去除的范围非常大，那么可能会产生一个臃肿的边缘，包括小阴唇缝合部位的肥厚、组织坏死脱落和刀口周围的色差等 [5, 25]。在去除大量的小阴唇组织的术式中，激光的应用并不能加速刀口的愈合。尽管激光可以应用在去表皮的小阴唇缩小术中，但却增加了表皮囊肿的发生率 [5]。更有甚者，去表皮会影响小阴唇的血供，后期有导致穿孔与延迟愈合的可能性 [4]。

Alinsod 医生射频小阴唇缩小术的手术技巧

在过去的几十年里，射频切除术已经越来越广泛的应用于外阴整形手术中。射频小阴唇缩小术最早是在 2005 年左右开展起来的，并于 2006 年的美国妇科整形年会中首次报道 [3]。射频针尖状的治疗头对周围组织的热损伤半径仅为在 20~40 μm，没有明显的组织灼伤，术后的瘢痕也不明显，也不会产生过多的皮肤堆积，因此非常适用于小阴唇手术中，这在阴蒂组织附近的精细操作中非常关键，可以大大提高手术的安全性。此外，射频技术还可以调整不规则的手术切口并抚平"猫耳朵"（不平整的卷边）。

射频可以应用在所有常规的手术操作中。但最常用于小阴唇弧形边缘切除术中，下面会详细介绍这一手术操作。

手术适应证与禁忌证

实施小阴唇缩小术的原因可以是改善功能障碍或单纯为了美观，也可两者并存。功能障碍包括难以保持外阴的清洁卫生，多余皮肤皱褶处产生慢性湿疹糜烂、穿紧身裤时刺激感、骑自行车或类似运动时的摩擦痛，以及拉链压在小阴唇部位引起不适等 [5, 9, 15, 18, 25]。也有很多女性是出于美观原因进行小阴唇手术，尤其是在穿衣服时会阴部隆起一块，或肥大的小阴唇导致在两性关系中的不自信 [18, 26]。由于这类手术既有改善功能作用，同时也兼具美观效果，因此小阴唇缩小术不单单是一种治疗性的措施，更是一种美容手术。小阴唇手术没有绝对的禁忌证，相对禁忌证包括急性期的妇科感染或恶性肿瘤 [5]。

患者评估

患者咨询通常在手术前几天进行，当然也可在手术当天进行，但事先要通过网络咨询预约好。例如，一位竞技运动员来到诊室主诉为不对称的小阴唇让她很不舒服且疼痛。她既往进行过脱肛手术的治疗，症状改善明显，但导致了小阴唇的不对称，且具有持续的牵拉感。她希望能够去除两侧几乎全部的小阴唇，仅保留很少一部分来维持一个自然的外观。让患者手持镜子来与医生进行手术项目的沟通。体检发现，左侧的小阴唇是右侧的 2 倍，呈肥厚状，边缘黑色素沉淀明显。她希望能够达到对称的小阴唇外观且能够去除黑色的边缘。患者并不介意现有的阴蒂包皮，但她不希望小阴唇缩小术后导致"头重脚轻"的外观。在这种情况下，作者会建议同时进行一个阴蒂包皮缩小术来达到术后和谐的外观，并在术前进行多个角度的照片拍摄。仔细检查患者在躺下与站立状态下小阴唇位置的变化可以帮助医生明确解剖并最终确定手术去除量，来达到理想的术后外观。患者可以更清楚地看到自己隐藏的小阴唇并确定自己希望去除的量，以及是否同时进行阴蒂包皮缩小术来达到更好的美学效果。

术前设计与准备

与患者充分沟通讨论后，确定手术方案并画示意图/拍照片。询问既往病史、过敏史、生育状况、精神状态、疼痛忍耐度和对手术的了解程度，签署一份更详细的手术同意书。

麻醉

术前 2 小时，手术区域涂抹表面麻醉药膏（EMLA 或复方表面麻醉膏）。进行小阴唇手术前 15~30 分钟，使用电脉冲深层导入仪促进麻药膏的吸收，这样在局部麻醉的时候可以明显减轻患者疼痛（图 5-4）。口服或肌肉注射麻醉药物与抗焦虑剂如安定等可以缓解焦虑。

画线

使用手术画线笔标记手术区域，从阴唇系带侧面开始向下延伸到阴道口（图 5-5）。由于小阴唇上 1/3 特别容易产生回缩，因此在阴道口部位的小阴唇可以几乎完全去除，而向上到阴唇系带下 1.5 cm 处，去除的组织量要逐渐减少，中间的过度要平滑，尽量做到两侧小阴唇大小与形状相似。根据患者要求小阴唇要突出于大阴唇外的量，调整画线，建议画线保守一些，去除的不够总比过分要好调整。小阴唇中间部分可以去除得稍微多一些，而两侧保留更多的组织可以使术后的瘢痕更隐蔽。

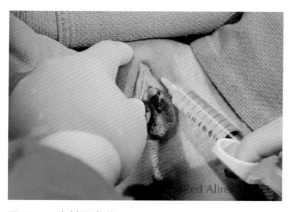

图 5-4 注射局麻药。

患者体位

患者取低截石位，双腿分开摆放于支架上，保持舒适的体位与血液循环畅通，通过简单的脚后跟的固定来支撑膝盖以下小腿部分。

手术技巧

会阴区常规使用必达净脱毛剂或脱毛仪进行备皮。铺无菌消毒单，患者保持舒适体位。消毒过后通常需要再次确认画线。术区

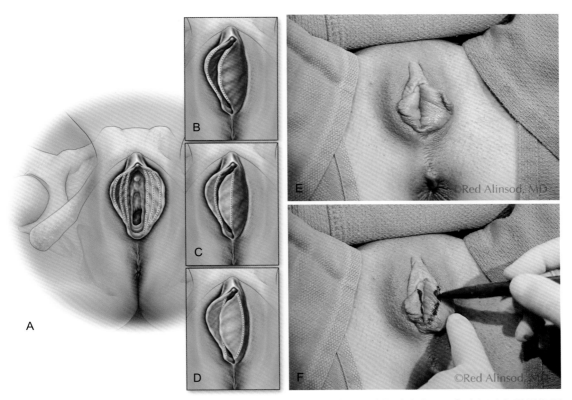

图 5-5　A. 小阴唇去表皮缩小术术前画线；B. 仅去除小阴唇边缘（边缘切除术）；C. 去除超过大阴唇的所有的小阴唇或使之低于大阴唇水平（混合切除术）；D.几乎去除所有的小阴唇（"芭比术"）；E.术前患者照片；F. 手术画线。

范围内皮下注射 4~7 ml 局麻药，建议使用比较细小的针头以减轻疼痛感。这种轻微的肿胀技术可以尽量减少组织变形。再次检查麻醉的情况，确保手术部位无痛感。

　　切口起源于阴唇系带下 1~1.5 cm 处，向下延伸到阴道口或会阴联合处结束，切口的长度取决于小阴唇下方附着的位置（图 5-6A 和 B）。当作者写这本书时，美国仅有 Surgitron and Pellevé systems（Ellman International，Hicksville，NY）系统拥有头发丝细的针尖治疗头，可以进行精细的小阴唇手术。电切割的能量设置 10~15 W，电凝止血用到 20~25 W。除此之外，还有第三种模式，叫作 Hemo 模式，具有更高的能量，来减轻术中出血，并可以使不规则的"刷状"切缘变得更平整。通常情况下，手术刀在小阴唇内侧面和外侧面分别进行切开时会导致中间层组织暂时性堆积。这个技术可以使小阴唇的边缘形成一个"套管状"来方便向内瓦合。标准的电切或 980 半导体激光的电凝模式会导致组织变形及小阴唇切缘的皱褶，因此在应用上并无优势。一旦止血结束，就可以开始进行改良手术（图 5-6C）。"A"字切口，也称之为 Alinsod 切口，是从阴唇系带的侧面或低于阴唇系带进行的切口，目的在将切口隐藏在大小阴唇之间（图 5-6D 和 E）。这一操作可以减少潜在"猫耳朵"的形成并能有效地隐藏瘢痕。这是这类手术操作中最有难度的部分，需要灵活操作才能达到美观的效果。在手术的关键步骤中使用针尖射频头可以明显增加对称性，提高精确性，使手术的缝合更严密。这一阶段也是向患者陈述手术进程，并是再次与患者确认去除小阴唇量的重要时机。患者手持小镜子可以看到自己小阴唇的情况，并与医生再次确认并提出调整手术的建议。

　　就作者的经验来说，患者大多是局麻清醒状态，因此她们可以通过镜子看到自己小阴唇去除的程度，并提出建设性的意见。缝合采用分层进行的方式（图 5-6F）。可吸收 4-0 或

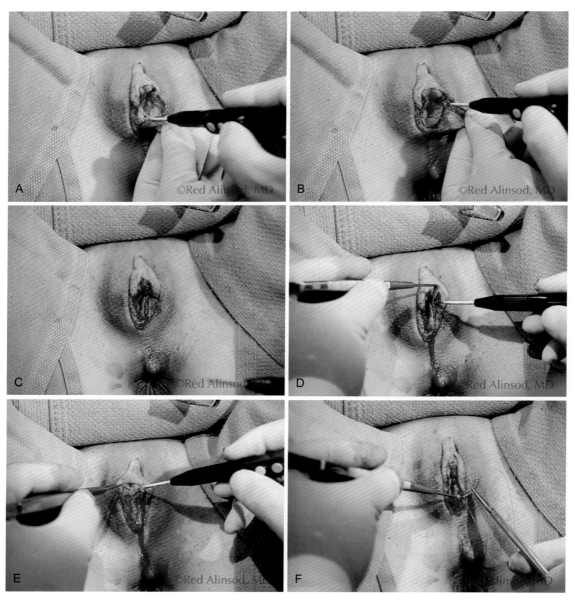

图 5-6　A、B. 使用针尖射频头进行切除术；C. 评估阴蒂包皮；D、E. 切开；F. 分层缝合。

5-0 的单股尼龙线，例如单乔缝线，是最适宜进行深部缝合的。它不像多股尼龙线材料会过早吸收，例如合成可吸收缝线通常会复合聚乙醇酸，包括聚乙醇 910（例如薇乔缝线）以及其他的加快吸收的复合聚乙醇酸缝线（例如，薇乔短效缝线）。薇乔是间断缝合的理想缝线，它可以调节创缘整齐度，且不会影响到周围的组织。在这类手术中用不到肠铬线，因为这类缝线中的铬会导致局部组织高反应，从而影响伤口愈合。使用细针进行精细缝合例如小圆锥针。小针在这类手术中具有明显优势，但医生要注意不要使用具有切割力的针，这会增加组织的额外损伤。

小阴唇缝合的原则是：首先，深部组织缝合要严密无死腔，在此过程中要注意止血，防止血肿的发生。无张力对合组织可以减少术后瘢痕的产生。缝合时注意皮肤不要内翻，以防形成皮肤囊肿。深层可以采用间断缝合，但内翻褥式缝合可以更好地对合边缘从而使缝合更平整。其次，采用 4-0 或 5-0 的薇乔或单乔进行皮下缝合可以使皮肤切缘对合更好。最后，使用 4-0 缝线松松地将两侧小阴唇切缘皮肤对合即可。缝合结束后，让患者观察手术效果并给出自己的建议。如果患者满意，那么将剩余的局麻药注射至术区来延长麻醉效果。

术后处理

常规的术后处理如下：术后 6 周内不要进行重体力活动与性生活，当然，轻微的慢速走路是可以的。术区要每天使用肥皂水清洗并用干净的布蘸干。禁止泡澡或坐浴。浸泡会使缝线松散并可能导致伤口裂开。雌激素软膏外涂在小阴唇术区处可以帮助伤口愈合。富胶原蛋白霜也具有帮助术后创面愈合的作用，这类产品的应用很悠久但并无文献支持。适量的活动是有益的，但前提是不能牵拉伤口。告诉患者尽量采用两腿并拢或交叉双腿的姿势以减少伤口处的张力，术后 2~6 周复诊。

缝线平均在术后 10~14 天左右吸收。在此过程中可能会有明显的瘙痒或分泌物，可外用苯海拉明软膏减轻症状。很多患者会将分泌物误认为伤口感染，实际上并非如此。在术后第 4 周的时候，伤口基本上长好了，患者可以进行泡澡，也可以进行适量的活动。6~8 周的时候，伤口已经完全愈合，活动不再受限制，伤口也开始变得柔软，在此时期可以开始性生活。术后的效果也非常令人满意（图 5-7），但也有少数患者会要求进行小的手术调整，包括不平整的切口缘以及"猫耳朵"等。

术后效果及预后

大量研究表明，各种术式的小阴唇缩小术都具有很高的患者满意度[8]。在 177 例进行小阴唇缩小术和 / 或阴蒂包皮缩小术的患者中，有 97.2% 的患者对效果非常满意[19]。Trichot 等[27] 做了一项 21 例患者的回顾性研究，比较带蒂皮瓣法（86%）和直接切除法（14%），最终有 18

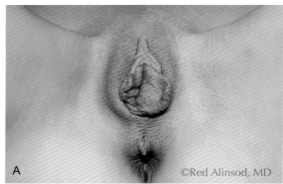

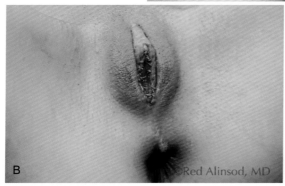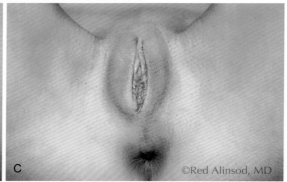

图 5-7　A. 术前；B. 术后即刻；C. 术后 2 个月。

例患者纳入研究，所有的患者均对术后效果满意（平均得分为 8.7 分；最高分 10 分）。

　　一项超过 100 例患者（长达 6 年的数据）的研究证明 [4]，现阶段大小阴唇缩小手术，包括联合阴蒂包皮缩小术已经非常安全有效。在 2011 年的外阴整形大会上，作者用一个手术视频证明了联合手术的优点 [4]。在 2 篇个案报道中也证明了联合手术的安全性与有效性 [22-25, 27, 28]。Di Saia[28] 报道了一例分期手术的病例。该患者在进行大阴唇缩小术时发生了术后血肿，在处理恢复后 5 个月进行了小阴唇缩小术。术后 6 周随访，患者对两次手术的效果均非常满意。最近，Milos 和 Moore[22] 报道了她们对同时进行大小阴唇手术患者的术后治疗经验。就目前的情况来看，如果需要对大小阴唇都进行手术，那么建议先进行大阴唇手术，这样在决定小阴唇去除量时会更为准确 [3]。因为，如果先去除小阴唇，剩余的小阴唇会收缩并向下牵拉整个阴唇，从而导致手术去除量过大。

　　Rezai 和 Jansson[9] 做了一项关于小阴唇 W 形切除术和去表皮切除术的对比研究，其中，50 例患者进行了小阴唇突出部分切除术，另外 50 例进行了去表皮切除术。术后 6 个月随访两组患者在慢性炎症、性生活和会阴卫生方面均有所改善，大大减轻了术前的不适症状。在进行小阴唇 W 形切除术的患者中，5 例对术后小阴唇的边缘不满意，8 例患者直到术后 2 年才恢复小阴唇感觉。在另外一项研究中，21 例患者进行了小阴唇下极楔形切除术及上方带蒂皮瓣重建术，术后患者满意率为 95.2%，其中 85.7% 的患者认为术后外观不错或很好[23]。

Alter[17] 对小阴唇中央楔形切除术进行了改进，利用侧面曲棍球式的设计，他通常联合实施侧面的阴蒂包皮切除术。在 407 例患者中，166 例患者提交了问卷调查，平均得分为 9.2 分（满分 10 分），其中自信心改善率 93%，性生活改善率 71%，不适感改善率 95%。术后不良反应发生率非常低（4%），98% 的患者称如果让她们重新选择，她们还会选择手术。与此相似的，Solanki[15] 等发现，在 12 例患者中使用 Maas 和 Hage 锯齿术式进行小阴唇交错W 楔形切除术，均获得满意的外观及术后效果。其中有一例在术后 2 小时出现了痛性血肿，还有一例患者产生了尿潴留，需要在当晚进行导尿术。在 Maas 和 Hage 术式，要求 Z 成形皮瓣斜跨过阴唇边缘缝合时无张力。该术式大大降低了伤口裂开的概率，加强了后方的阴唇系带，可进一步收紧阴道口。术后 14 周的随访发现[15]，患者对于这种自然的外观非常满意，且无需进行二次修整手术。

Rouzier 等[26] 进行了一项 163 例小阴唇缩小术的研究。98% 的患者完成了调查问卷。总的术后满意率为 83%，外观满意度和功能改善率分别为 89% 和 93%。仅 4 例患者（约 4%）称如果可以选择的话，不愿再进行这类手术。术后伤口裂开率 7%。在进行小阴唇楔形切除术与边缘弧形切除术时，医生的经验与技术是至关重要的。在作者的案例中[4]，绝大多数的修复手术都是之前的医生由于去除的量不够导致的。

问题与并发症

总的来说，小阴唇缩小术的并发症发生率是非常低的，大概 2.65%[10]、4%[17,27] 或 6%[19]。并发症主要包括术后感染[9]、血肿[5, 8, 15]、炎症、不对称、愈合不良、缝线过早吸收或断裂、矫枉不足或矫枉过正[3, 5]、尿潴留[3, 5, 15]、皮肤皱缩[3]、晚期局部疼痛与一过性的性交痛[4, 8]。性交痛主要发生在小阴唇缝线累及到阴道的情况下[4]。一例个案报道中称，楔形切除术后 4~6 周出血与一过性的超敏反应有关[27]。

皮瓣法增加了术后组织坏死率[1]，而缝合方式则影响到伤口裂开的发生风险[8]。相比皮内缝合，连续可吸收缝合线更容易形成扇形的小阴唇边缘[3, 5]。关于小阴唇缩小后二次修整术的相关研究还比较少，但总的来说无外乎两种原因：矫枉不足或矫枉过正[16]。或许最复杂的并发症就是几乎去除了所有的小阴唇或小阴唇收缩严重超过预期，从而使一个希望去除小阴唇边缘或大部分小阴唇的患者，拥有了一个不喜欢的"芭比"外观[4]。

研究表明小阴唇缩小术具有很高的术后满意度，不管是在外形、功能，还是在心理及自信心提升等方面均具有很大的改善[5, 18, 19, 29]。随着越来越多可供选择的术式出现，临床医生需要掌握更多的手术技能，甚至可以在同一手术中联合使用多种手术方法。尽管小阴唇边缘切除术具有很低的伤口愈合不良发生率，阴唇游离缘的缝合仍可能会导致瘢痕收缩，进

而引起慢性性交痛 [2]。当然，由于外阴阴道复合体的弹性很大且极少产生瘢痕 [4]，这些不良反应的发生概率是非常低的。有些专家建议将楔形切除术作为小阴唇缩小术的首选方案 [25]，而也有些则认为去表皮切除法作为标准术式 [9]。

不论采取何种方法，目前尚无统一标准术式，要根据患者的具体情况选择合适的方案。术式的选择有赖于对每种手术的优缺点的综合考量。并结合患者小阴唇肥大的部位及程度，以及患者对美观方面的要求来选择。有些女性希望保留自然的黑色小阴唇边缘而仅仅去除多余的部分，而有些则希望去除原有小阴唇边缘 [2, 3]。与其他小阴唇缩小术相比，熟练掌握射频技术 [4]，可以大大增加小阴唇缩小术的安全性、精准性，使术后功能与美学改善效果更有保证。未来多中心的联合研究将会针对小阴唇的不同外观及患者要求制定出更为科学的手术指导意见。

参·考·文·献

[1] Mirzabeigi MN, Moore JH Jr, Mericli AF, et al. Current trends in vaginal labioplasty: a survey of plastic surgeons. Ann Plast Surg 68:125, 2012.

[2] Ellsworth WA, Rizvi M, Lypka M, et al. Techniques for labia minora reduction: an algorithmic approach. Aesthetic Plast Surg 34:105, 2010.

[3] Alinsod R. Overview of vaginal rejuvenation, new frontiers in pelvic surgery. Presented at the Annual Meeting of the National Society of Cosmetic Physicians and the American Academy of Cosmetic Gynecologists, Las Vegas, NV, Sept 2006.

[4] Alinsod R. Awake in-office Barbie labiaplasty, awake in-office labia majora plasty, awake in-office vaginoplasty, awake in-office labial revision, sutureless band release, awake in-office mesh excision, labia majora Pellevé. Presented at the Congress on Aesthetic Vaginal Surgery, Tucson, AZ, Nov 2011.

[5] Davison SP, West JE, Baker CL, et al. Medscape. Labiaplasty and labia minora reduction. Available at *http://emedicine.medscape.com/article/1372175-overview.*

[6] Moore RD, Miklos JR. Vaginal reconstruction and rejuvenation surgery: is there data to support improved sexual function. Am J Cosmet Surg 29:97, 2012.

[7] Giraldo F, González C, de Haro F. Central wedge nymphectomy with a 90-degree Z-plasty for aesthetic reduction of the labia minora. Plast Reconstr Surg 113:1820; discussion 1826, 2004.

[8] Tepper OM, Wulkan M, Matarasso A. Labioplasty: anatomy, etiology, and a new surgical approach. Aesthet Surg J 31:511, 2011.

[9] Rezai A, Jansson P. Clinical techniques: evaluation and result of reduction labioplasty. Am J Cosmet Surg 24, 2007. Available at *http://elitecosmeticsurgery.ae/wp-content/uploads/Article2.pdf.*

[10] Felicio Yde A. Labial surgery. Aesthet Surg J 27:322, 2007.

[11] Alter GJ. A new technique for aesthetic labia minora reduction. Ann Plast Surg 40:287, 1998.

[12] Aleem S, Adams EJ. Labiaplasty. Obstet Gynaecol Reprod Med 22:50, 2012.

[13] Choi HY, Kim KT. A new method for aesthetic reduction of labia minora (the deepithelialized reduction of labioplasty). Plast Reconstr Surg 105:419; discussion 423, 2000.

[14] Hodgkinson DJ, Hait G. Aesthetic vaginal labioplasty. Aesthetic vaginal labioplasty. Plast Reconstr Surg 74:414, 1984.

[15] Solanki NS, Tejero-Trujeque R, Stevens-King A, et al. Aesthetic and functional reduction of the labia minora using the Maas and Hage technique. J Plast Reconstr Aesthet Surg 63:1181, 2010.

[16] Alter GJ. Labia minora reconstruction using clitoral hood flaps, wedge excisions, and YV advancement flaps. Plast Reconstr Surg 127:2356, 2011.

[17] Alter GJ. Aesthetic labia minora and clitoral hood reduction using extended central wedge resection. Plast Reconstr Surg 122:1780, 2008.

[18] Goodman MP. Female genital cosmetic and plastic surgery: a review. J Sex Med 8:1813, 2011.

[19] Goodman MP, Placik OJ, Benson RH III, et al. A large multicenter outcome study of female genital plastic surgery. J Sex Med 7(4 Pt 1):1565, 2010.

[20] Cao YJ, Li FY, Li SK, et al. A modified method of labia minora reduction: the de-epithelialised reduction of the central and posterior labia minora. J Plast Reconstr Aesthet Surg 65:1096, 2012.

[21] Pardo J, Solà V, Ricci P, et al. Laser labioplasty of labia minora. Int J Gynaecol Obstet 93:38, 2016.

[22] Miklos JR, Moore RD. Postoperative cosmetic expectations for patients considering labiaplasty surgery: our experience with 550 patients. Surg Technol Int 21:170, 2011.

[23] Munhoz AM, Filassi JR, Ricci MD, et al. Aesthetic labia minora reduction with inferior wedge resection and superior pedicle flap reconstruction. Plast Reconstr Surg 118:1237, 2006.

[24] Maas SM, Hage JJ. Functional and aesthetic labia minora reduction. Plast Reconstr Surg 105:1453, 2000.

[25] Dobbeleir JM, Landuyt KV, Monstrey SJ. Aesthetic surgery of the female genitalia. Semin Plast Surg 25:130, 2011.

[26] Rouzier R, Louis-Sylvestre C, Paniel BJ, et al. Hypertrophy of labia minora: experience with 163 reductions. Am J Obstet Gynecol 182(1 Pt 1):35, 2000.

[27] Trichot C, Thubert T, Faivre E, et al. Surgical reduction of hypertrophy of the labia minora. Int J Gynaecol Obstet 115:40, 2011.

[28] Di Saia JP. An unusual staged labial rejuvenation. J Sex Med 5:1263; discussion 1263, 2000.

[29] Goodman MP. Female cosmetic genital surgery. Obstet Gynecol 113:154, 2009.

第6章
大阴唇缩小术

Red Alinsod

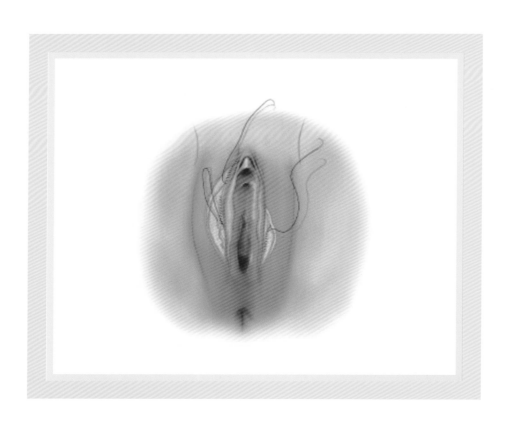

要点

- 大阴唇缩小术通常具有良好的耐受性和满意的手术效果。
- 去除多余松弛的皮肤不会损伤深部大血管或神经，也不会影响皮肤的敏感性。
- 当脂肪垫周围有深部血管穿出时，去除后最重要的潜在并发症是术后出血。
- 脂肪垫去除后疼痛的控制非常重要。
- 研究表明射频与电切技术在大阴唇缩小术中具有重要作用。
- 对同一患者来说，大小阴唇缩小术通常分期进行。而对于经验丰富的医生来说，选择合适的患者同时进行大小阴唇缩小手术也是非常安全有效的。

　　大阴唇富含脂肪组织，通常沿外阴两侧对称分布，起于阴阜底部，止于直肠[1, 2]。大阴唇的长度和体积具有明显的个体差异。其中长度一般在 7.0~12.0 cm，平均 9.3 cm[3]。遗传与环境因素是导致大阴唇形态各异的重要原因。随着年龄的增长以及减重手术后[4, 5]（图 6-1），大阴唇体积逐渐萎缩，形成下垂或瘪塌的外观。而过度的脂肪沉积（遗传因素或家族性肥胖）会拉伸并增大大阴唇。由于大量减重而引起的永久性大阴唇皮肤松弛会对患者造成不良的心理影响，通常需要采用射频紧致技术或外科手术进行干预[6]。

　　对有些女性来说，大阴唇的肥厚臃肿是非常难看的，尤其是在穿短裤、泳衣或紧身衣服时，下体突出一块会令人尴尬[6-8]。大阴唇肥厚也可导致功能性病变，如性生活不畅、阴部卫生不良、外阴不适感等。某些从事特定职业的人，例如：自行车手、赛马手、划船手等经常会摩擦外阴[9, 10]，有些女性甚至会因此导致不自信[6]。即使有些女性由于先天性大阴唇

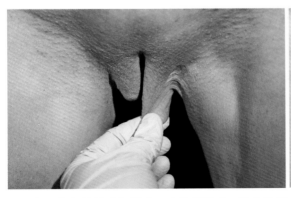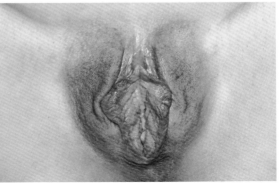

图 6-1　衰老的外阴与阴道。比基尼脱毛、重力作用、胶原的流失、弹力纤维断裂和容积的缩小都是行大阴唇缩小术的原因。

脂肪垫肥厚，且在医学上认为属于正常外观，也会引起歧视。伴随病理症状的大阴唇需要医学干预，而这一问题通常好发于中年或中老年女性中，像 21 岁的年轻女孩存在这种情况是非常少见的 [10]。

适应证与禁忌证

阴唇缩小术，顾名思义就是采用整形外科手段缩小阴唇体积，从而起到美化外阴的效果 [1, 5, 7, 10-12]。手术去除多余的大阴唇皮肤和过于肥厚的脂肪垫，此操作类似于改良的外阴切除术，但与之不同的是不做腹股沟淋巴结清扫。极少数情况下，该术式可用于治疗先天性阴部淋巴水肿，减轻阴部急性水肿症状 [9]。最初阴唇缩小术主要应用在小阴唇中，而在大阴唇中的应用主要开始于婴儿生育潮时期的女性，随着年龄的增长，这部分人的大阴唇往往需要通过手术改善 [9]。大阴唇肥大最主要的临床表现为脂肪的过度堆积，当然由于是容积的丧失，从而导致皮肤继发性改变的也不少见 [7]。

实施大阴唇缩小术的目的无外乎美观与功能改善两种，也可两者兼有。总的来说，大阴唇缩小术不像小阴唇缩小术那么常见。进行大阴唇缩小术的患者需要具备以下条件之一：大阴唇肥大病程达数年，或由于大量减肥或减重引起的大阴唇松弛 [7, 10]。在一些富裕地区，比如美国的一些沿海城市，女性对大阴唇缩小手术的需求量基本与小阴唇缩小术持平 [9, 10]。

手术绝对禁忌证包括不明原因的外阴病灶、外阴营养不良、处于活动期的疱疹和人乳头状瘤病毒感染，相对禁忌证包括可预见的大量减重而导致的大阴唇皮肤持续松弛。另外，减重期不建议进行大阴唇缩小术。

患者评估

一般同时采用截石位与站立位来判断大阴唇的解剖位置，并决定去除范围。评估大阴唇皮肤弹性，并拍摄照片能够更好地帮助设计手术。画线能够标记皮肤的松弛与不对称情况以及缝线的位置。体检时，给患者一枚手持镜可以帮助患者与医生更好沟通。患者可以提出她最介意的部位以及想要去除的组织量，通过模拟的方法，医生可以与患者确认大致的术后效果。医生在谈话中要告知患者去除组织量要适度，如果过度去除，会导致外阴组织向两侧牵拉，从而形成沟壑状的外阴。这点非常重要，需要仔细征询患者的意见，当然如果患者不介意，也可以进行这种比较激进的手术。而对于希望获得更美观的外阴形态的患者，建议组织的去除量要保守一些。谈话的重点要告知患者手术仅能起到部分改善的效果。

要对患者进行基础的体检，对于育龄期的妇女要额外进行怀孕检测。其他的如血液检查、血细胞计数和电解质等检测对于绝大多数健康女性来说并不需要，但具有特殊病史的患者则需要进行相关检查。

术前设计及准备

经过医患双方的充分交流后，达成一致意见，记录并绘示意图 / 拍照片，标记去除的组织量。患者对手术方案无异议后签署手术知情同意书。

手术技巧

麻醉

术前 2 小时，予术区涂抹表面麻醉药膏（EMLA 或复合表面麻醉剂）。手术前 15~30 分钟，使用电脉冲深层导入仪促进麻药膏的吸收，这样在注射局麻时可以明显减轻患者疼痛。使用 30 g 细针进行局部浸润麻醉，大约注射 10 ml 富含肾上腺素的麻药，注意不要太多，以防肿胀严重而影响判断。口服或肌注含抗焦虑成分如安定或安眠类的麻醉药。一种长效脂质体包裹的局麻药如布比卡因脂质体注射混悬液（Exparel），对术后疼痛的控制非常好，药效可长达 72 小时或更长。如果应用 Exparel，那么就不能同时给予利多卡因，否则会加速脂质体降解而影响效果。

画线

图 6-2 展示了常规的画线方案。首先画一条垂直线，起自阴蒂包皮的上缘向下沿阴唇间沟走行，止于阴道口水平。从这条垂直线的顶端跨过大阴唇最高点向尾端画一条半椭圆形曲线，对侧同法标记。切除适量的大阴唇组织以防治术后形成沟壑状外阴，这点在前面的内容中已经介绍过了。

患者体位

患者取低位截石位，两腿分开放于支架上，保持舒适的姿势与良好的血供。通过简单的脚后跟固定来支撑膝盖以下的小腿部分。

手术技巧

大阴唇缩小术中需要用到的操作及仪器

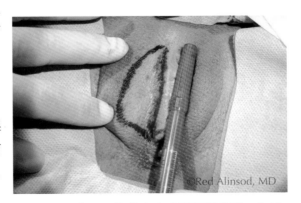

图 6-2　用专业画线笔在大小阴唇间沟画一条线。尽量将术后刀口隐藏于阴蒂包皮与小阴唇沟内，去除多余的皮肤。

包括脂肪抽吸、常规的手术刀切除、标准的电刀电凝操作、相关的激光以及射频等。脂肪抽吸通常用于脂肪过度堆积导致的大阴唇肥厚，但可能会导致术后皮肤松弛或不平整。由于抽取的脂肪量有限，且不能去除松垂的皮肤，因此单纯进行脂肪抽吸通常不能达到满意的术后效果。绝大多数的大阴唇整形术都需要在缩小容积的同时去除多余的皮肤。脂肪抽吸可以联合大阴唇缩小手术进行，但如果是进行单纯的大阴唇切除术则可以直视下汽化或切除皮下多余的脂肪而不用联合脂肪抽吸 [7, 10]。另外，在阴阜或大阴唇附近的脂肪抽吸联合大阴唇手术可能会导致术后明显的肿胀及瘀青，从而破坏原有的解剖层次而导致术后不平整。

对于大阴唇容量堆积的患者，可以直接进行脂肪垫切除或联合脂肪抽吸，根据皮肤松弛的程度决定是否同时进行皮肤的切除 [5, 6]。由于单纯进行脂肪抽吸可能会导致皮肤的松垂，因此将传统的大阴唇缩小术作为首选方案。通常采用纵切口或改良的橄榄球状楔形切开，起于双侧大阴唇顶端向下延伸止于会阴处 [5]。多余肥大的大阴唇组织通过这一纵向的橄榄球形的切口去除，切口边缘使用可吸收缝线进行精细吻合 [5, 13]。切口沿大阴唇长轴分布，上至阴蒂包皮复合体，下至阴道口水平 [5, 7, 10]。该手术一般在局麻下完成，手术时间 60~90 分钟。术后大阴唇的上部可能会残留一个纵向的瘢痕，但绝大多数患者都可以用阴毛遮盖。

切口处采用单丝缝合线分层缝合更为精细且术后效果更美观 [7]。进行该操作时，通常需要在大小阴唇间沟靠大阴唇内侧设计新月形切口，与去除大阴唇组织的椭圆形切口的最外侧点相吻合 [7]。这样术后的瘢痕就隐藏在大小阴唇之间，使术后外观更为自然。大阴唇缩小术可以在正规的大手术室进行，也可以在治疗室局麻下操作。有经验的外阴整形医师大约98% 的大小阴唇手术都是局麻情况下在治疗室开展的 [9, 10]。手术时间 60~90 分钟（图 6-3）。针式射频头在大阴唇组织去除中的应用具有很大优势。当然也可以使用标准的电刀电凝、CO_2 激光和 980 半导体激光，但都不如针式射频精确。除此之外，冷光刀切除也是很好的选择。沿切口线切开皮肤，分离并离断皮下组织，使用标准的电凝进行彻底止血。对于皮下脂肪垫并不肥厚的患者，单纯的"皮肤"切除就能达到不错的效果。通常，在大阴唇皮下可以见到少量脂肪，随后就到达白色的筋膜层。对于少数脂肪层肥厚的患者可以使用射频或标准电刀电凝进行汽化来缩小并收紧深部组织。极少数的患者可能需要打开筋膜层去除深部的脂肪垫。由于深部脂肪垫通常富含大量神经末梢，因此需要给予更多的麻药浸润，或者在全麻情况下大手术室内进行更为安全。

双侧或单侧大小阴唇间蹼状连接可以通过大小阴唇缩小术重塑 [1]。这类联合手术又称之为广泛阴唇缩小术，也就是在进行大阴唇缩小术的同时进行阴蒂包皮切除与小阴唇缩小术 [9, 10]。手术通常在阴蒂包皮两侧去除表皮的同时设计 5 瓣成形术来减轻大小阴唇间皱褶 [1]。术中要仔细解剖小阴唇系带连接部，保留阴蒂下方 1~2 cm 的系带以保证阴蒂包皮向大阴唇的自然过渡。这种术式的优势在于可以将突出的阴蒂包皮复合体变得更为平整。大量临床经验证明，Ellman 射频仪（Ellman International，Hicksville，NY）在大阴唇缩小术中的应用非常有

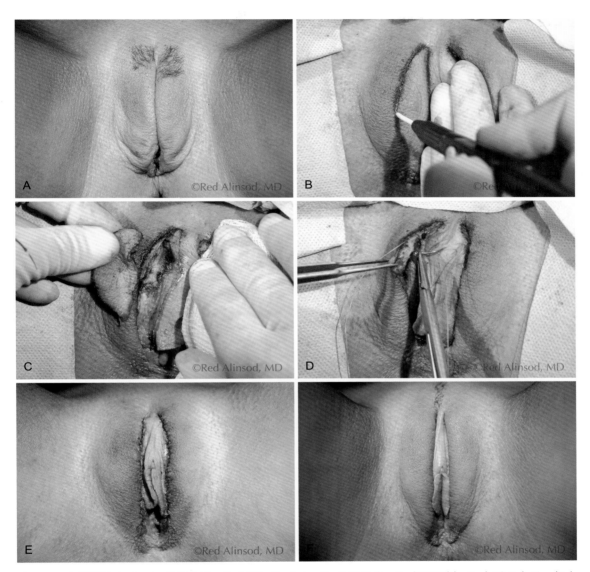

图 6-3 大阴唇缩小术。A. 术前外观；B. 切开；C. 止血；D. 分层缝合；E. 术后即刻；F. 术后 2 个月。与小阴唇缩小术相比，大阴唇缩小术更易出现瘀青。缝合伤口前确保彻底止血非常重要。术后即刻冰敷可以有效缓解术后疼痛，减轻瘀青。

效，热损伤轻微且能够加速术后创面愈合。在阴蒂包皮复合体部位的手术中这种优势更为明显，能够有效预防神经组织损伤。此外，射频能够有效收缩脂肪垫来缩小大阴唇体积，对于侧面的阴蒂包皮可起到收紧的作用，这点与 CO_2 激光的热作用相似 [9, 10]。这类联合手术，即广泛阴唇缩小术，通常要求有经验的整形医师选择合适的患者进行手术。

无张力缝合伤口是该手术最重要的环节 [9]（图 6-3D）。分层缝合伤口闭合死腔，减轻术后出血，伤口脓肿以及瘢痕增生的风险。深层通常采用间断缝合或反向连续缝合关闭创口，一般使用 3-0 或 4-0 慢吸收缝线如单乔缝线，可以防治缝线过早吸收，这在使用微乔缝线则有时会发生，要尽量避免。然后，使用 4-0 或 5-0 慢吸收缝线如微乔缝线或单乔缝线进行皮下层缝合。最后采用 4-0 或 5-0 微乔缝线间断缝合皮肤层，使外观更平整。在最外层缝合的时候，微乔缝线最好采用间断缝合的方式，尽量避免使用锋利的单乔针引起明显的戳痛感。皮下缝合会在 6 周左右趋于愈合。在 2~4 周的时候开始使用雌激素软膏并按摩瘢痕，3 个月后伤口开始变软。

　　Matlock 发明了一种新的改良会阴成形术来减轻大阴唇皮肤的松弛堆积[7]。该术式的目的是下拉展平突出的大阴唇，使原有的 U 形阴道外口变成年轻化的 V 形外口。缝合要适度，如果过紧，就需要使用免缝合放松带来进行矫正[9, 10]。有些医师会同时进行阴阜成形术来上提大阴唇，这是一种改良的下腹部整形术，通过一个上提的力量减少阴道附近组织的松弛堆积。这类手术操作最好在实施大阴唇缩小术前进行，可以更好地定位需要去除的大阴唇组织量。阴阜部位的脂肪抽吸最好择期单独进行，因为抽脂会引起大面积的肿胀，从而影响预后。

Ancillary 手术操作

　　Ancillary 手术可以在进行大阴唇缩小术联合会阴成形术时进行，该操作可以使 U 形的阴道外口变成更年轻化的 V 形阴道口，该术式的缺点是可能会伴发短期的性交痛。小阴唇缩小术与阴蒂包皮矫正术可以在大阴唇缩小术后进行。但手术顺序最好是，先进行大阴唇缩小术，然后进行小阴唇缩小术，最后再进行阴蒂包皮矫正术。这样可以更好地调整小阴唇的对称性并确定组织去除量。大阴唇缩小术会在一定程度上牵拉小阴唇使其变平。如果先进行小阴唇缩小术，随后的大阴唇缩小术会使小阴唇去除的效果更加明显，从而使去除恰当的小阴唇变成过度去除，因为术后小阴唇边缘被向外牵拉会使其看起来更小，有些患者甚至看不到小阴唇。

术后护理

　　术后常规进行患者宣教，告知患者术后大阴唇缝合处不要受力，防止缝线断裂或伤口裂开。术后尽量采用双腿并拢的姿势，避免两腿叉开。适度走路是允许的，但体操、骑自行车、骑马及所有可能使伤口处受力的活动都不可进行。早期使用冰袋冰敷可以有效缓解疼痛及术后肿胀。术后 3 天到 1 周内冰敷手术区域对伤口恢复非常有利（冰敷 20 分钟后休息 20 分钟，交替进行）。

　　每天使用中性肥皂与温水清洗手术部位，清洗完后用干净的布蘸干。术后不宜摩擦术区、游泳、泡澡或坐浴。浸泡会使缝线变得脆弱，从而加速吸收。每天使用雌激素软膏外涂，可以有效帮助伤口愈合，防止伤口与敷料粘连。经验上来说阴道内使用雌激素软膏也可以帮助伤口愈合，增加患者舒适度，但目前并无对照研究证明其疗效。有些医生建议术后可以使用胶原霜来帮助伤口愈合，这些在文献中都有所提及但并无相关证据。术后常规使用抗生素预防感染，但使用的种类与时间并无统一标准。绝大多数的致病菌来自于泌尿系统，如果术后确实需要使用抗生素，那么建议广谱抗生素使用 7~10 天。术后 2~6 周随访，术后 6~8 周可以恢复正常生活，包括运动与性生活。

术后效果

Di Saia[14] 报道了一例 42 岁的女患者，希望通过大小阴唇缩小术来改善外阴形态。医生建议分两期手术，先进行大阴唇缩小术，术后出现了血肿但很快就恢复了，术后 4~6 周外阴暴露区域的超敏反应消失。术后 4 个月进行了小阴唇缩小术，术后 6 周随访患者，表示对术后效果非常满意。另外一项个案报道称，Moklos 与 Moore[15] 为一位大小阴唇肥大的女性同时进行了大小阴唇缩小术，手术也非常安全有效且没有严重并发症。

作者于 2011 年发表的病例报告中，共纳入了 100 例进行弧形大阴唇缩小术的女性（平均年龄 45 岁），术后满意度达到了 98%，无严重并发症发生[9]。有 2 例患者对术后效果不满意，要求进行二次手术去除更多的大阴唇，患者对修复效果非常满意。2 例患者需要进行二次缝合但创面并无感染指征，且总的出血量仅为 10 ml。这些手术都是在治疗室进行，且患者均为清醒状态。所有患者都没有进行静脉输液，且所有的药物治疗都是外用、口服或肌内注射。如果手术过程中患者感到口渴，还可以小口饮水。平均麻醉剂量为小阴唇 4 ml，大阴唇 7 ml，联合手术 15 ml。在去除大阴唇脂肪垫时通常出血量会更多（50~100 ml），无持续性的性交障碍，术后无明显的麻醉反应，偶见一过性的血管迷走神经反应，这种现象通常见于下午的手术，可能与一过性低容量反应有关，口服液体后明显缓解[9]。总的来说，大阴唇手术的患者满意度还是很高的，且术后并发症发生率很低。在作者的案例中，大阴唇手术伤口裂开的概率与二次手术修复率都远远低于小阴唇缩小术。患者对大阴唇突度的降低非常满意，穿衣服舒适度增加的同时也提高了患者的自信度。在同时进行大小阴唇缩小术和阴道紧缩 / 会阴成形的患者中（图 6-4 和图 6-5），由于同时去除了肥大的脂肪垫（图 6-6 和图 6-7），术后的效果更为明显。

术后并发症

常见的术后不良反应包括轻到中度的疼痛、出血、瘀青、暂时性的水肿，以及 4~6 周的超敏反应等[5, 14]。冰敷或口服麻醉药可以减轻水肿，缓解不适。该手术的平均出血量在 5~10 ml[9]。Di saia[14] 发现在分期手术中，一期手术后出现的血肿并不会延迟伤口愈合或导致术区变形。在作者的病例中，最常见的并发症为：大概有 5% 患者由于活动牵拉手术刀口导致缝线过早断裂而需要再次缝合。术后 4~6 周内伤口的紧密无张力贴合是非常关键的[9]。间断

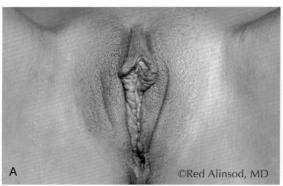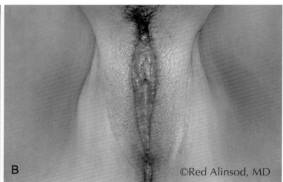

图 6-4 小阴唇缩小术联合大阴唇缩小术。A. 术前；B. 术后 2 个月。

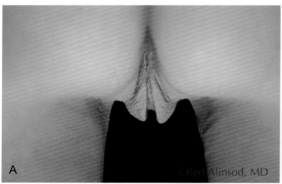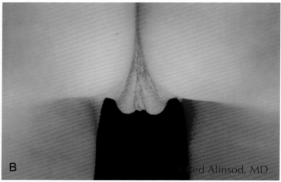

图 6-5 该患者进行了大阴唇缩小术，去除严重松弛的大阴唇，从后面观达到一个年轻化的外观，这个角度同时也是伴侣最直观的角度。A. 术前；B. 术后 2 个月。

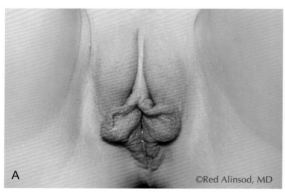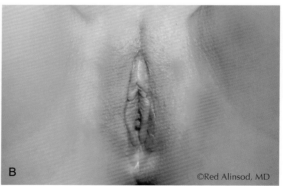

图 6-6 A. 术前；B. 术后 2 个月。

缝合过紧会导致手术边缘扇形卷曲，导致明显的水平瘢痕。尤其是在严重水肿的患者，瘢痕会明显变宽。大小阴唇间生长的阴毛会引起不适需要进行相应的治疗，激光 / 强脉冲光等脱毛治疗可以很好地解决这一问题，而在经常进行脱毛或蜜蜡脱毛的女性中则不存在这一困扰 [7]。

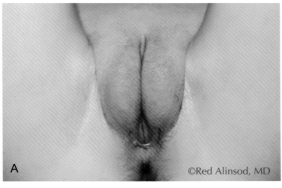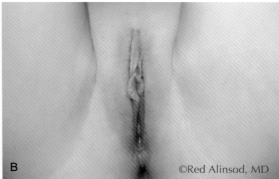

图 6-7　A. 大阴唇脂肪垫去除前；B. 术后 2 个月。

参·考·文·献

［1］ Davison SP, West JE, Baker CL, et al. Medscape. Labiaplasty and labia minora reduction. Available at *http:// emedicine.medscape.com/article/1372175-overview*.

［2］ Moore RD, Miklos JR. Vaginal reconstruction and rejuvenation surgery: is there data to support improved sexual function. Am J Cosmet Surg 29:97, 2012.

［3］ Lloyd J, Crouch NS, Minto CL, et al. Female genital appearance: "normality" unfolds. BJOG 112:643, 2005.

［4］ Salgado CJ, Tang JC, Desrosiers AE III. Use of dermal fat graft for augmentation of the labia majora. J Plast Reconstr Aesthet Surg 65:267, 2012.

［5］ Dobbeleir JM, Landuyt KV, Monstrey SJ. Aesthetic surgery of the female genitalia. Semin Plast Surg 25:130, 2011.

［6］ Alter GJ. Management of the mons pubis and labia majora in the massive weight loss patient. Aesthet Surg J 29:432, 2009.

［7］ Alinsod R. Overview of vaginal rejuvenation, new frontiers in pelvic surgery. Presented at the Annual Meeting of the National Society of Cosmetic Physicians and the American Academy of Cosmetic Gynecologists, Las Vegas, NV, Oct 2006.

［8］ Felicio AY. Labial surgery. Aesthet Surg J 27:322, 2007.

［9］ Alinsod R. Awake in-office Barbie labiaplasty, awake in-office labia majora plasty, awake in-office vaginoplasty, awake in-office labial revision, sutureless band release, awake in-office mesh excision, labia majora Pellevé. Presented at the Congress on Aesthetic Vaginal Surgery, Tucson, AZ, Nov 2011.

［10］ Alinsod R. Radical labia majora plasty, RF for labia majora laxity, surgical management of the camel toe, the unified approach to labiaplasty, awake in-office vaginoplasty, awake in-office labial revision. Presented at the Congress on Aesthetic Vaginal Surgery, Las Vegas, NV, Oct 2012.

［11］ Goodman M. Female genital cosmetic and plastic surgery: a review. J Sex Med 8:1813, 2011.

［12］ Goodman MP, Placik OJ, Benson RH III, et al. A large multicenter outcome study of female genital plastic surgery. J Sex Med 7(4 Pt 1):1565, 2010.

［13］ Goodman MP. Female cosmetic genital surgery. Obstet Gynecol 113:154, 2009.

［14］ Di Saia J. An unusual staged labial rejuvenation. J Sex Med 5:1263, 2008.

［15］ Miklos JR, Moore RD. Postoperative cosmetic expectations for patients considering labiaplasty surgery: our experience with 550 patients. Surg Technol Int 21:170, 2001.

第 7 章
阴蒂包皮缩小术

Otto J. Placik

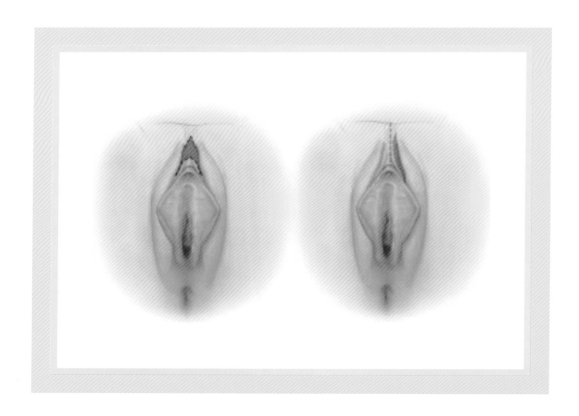

> **要点**
> - 阴蒂包皮缩小术（clitoral hood reduction，CHR）很少作为一项单独的手术开展。
> - CHR 通常与小阴唇缩小术同时进行。
> - CHR 的功能改善效果目前尚不明确，该手术对性生活的影响也尚无定论。
> - CHR 主要是一个改善外观的美容手术。
> - CHR 要与阴蒂的手术区分开。
> - 该手术要与阴道扣锁、割礼或会阴穿环等区分。

适应证与禁忌证

一般观点

阴蒂包皮缩小术通常容易与以下名称混淆：如阴蒂包皮去除术、阴蒂成形术、阴蒂包皮环切术、阴蒂背侧切开术、阴蒂粘连松解术等。详细理解阴蒂头 / 阴蒂体、阴蒂包皮等亚单位，才能更好地区分以上手术。在本章中，阴蒂包皮类似于阴茎包皮。作者没有使用"包皮环切术"这个名称，因此为这个词汇具有一定的负面含义且容易与阴蒂切除术相混淆。阴蒂包皮与阴蒂是具有明显分界的，CHR 这个手术是专门针对阴蒂包皮的手术。关于这类手术的相关内容及后续研究还比较少，目前检索到的文献仅 13 篇。究其原因，主要是临床上极少单独开展 CHR 手术，通常是与小阴唇缩小术同时进行。CHR 更多的是出于美观目的来减少阴蒂区域的皮肤堆积。而以下的这些手术通常是针对阴蒂进行的：

- 阴蒂固定术来预防阴蒂回缩并起到固定作用。
- 阴蒂缩小术缩小阴蒂体积，通常是应用于先天性肾上腺增生、两性畸形、女性假两性畸形、阴蒂增大、阴蒂肥大及外阴男性化的患者。
- 阴蒂粘连松解术，通常用于硬化性苔藓。

在以上这些手术中，通常会联合阴蒂包皮一同去除，Graves[1] 关于阴蒂缩小术与 Ostrzenski[2] 的隐形阴蒂矫正术中均有提及。CHR 手术需要与女性外阴毁损性操作区分开来，包括阴道扣锁以及女性割礼。尽管生殖器穿环通常是在阴蒂包皮上进行，但与之不同的是它并不去除异常堆积的软组织。

局部解剖

尽管女性外阴整形医师非常喜欢寻找阴蒂包皮的边界与范围，但在教科书中对它的定义却非常模糊。有些医师认为包皮（阴蒂包皮）就是小阴唇上部或小阴唇向上的延续[3]。阴蒂包皮的解剖变异很大，可以是平滑的，也可以是不规则的充满皱褶的，两侧不对称的情况也非常常见[4]。大多数解剖专家将阴蒂外皮肤的边缘称之为阴蒂包皮。整形医生认为阴蒂包皮为向前向上融合的阴唇复合体的前部（阴部穹窿的顶端）。内侧边界为阴蒂包皮的游离缘向下延伸为小阴唇。阴蒂包皮是阴蒂系带的附着点，小阴唇向上向中央汇聚并止于阴蒂包皮处。有些作者认为阴蒂系带锚定在阴蒂包皮的下方，忽略这一标志性结构会导致阴唇缩小术后阴蒂包皮的畸形外观[5]。

阴蒂包皮两侧以阴唇间沟为界（图 7–1）。向上起自阴唇前联合，向下止于包皮远端。中线长度为 2~6 cm[4]。阴蒂包皮突起并超出大阴唇的情况也各有不同，这与阴蒂的大小密切相关，有些情况下甚至看起来像一个小型阴茎。其厚度主要由皮肤的量及皮下组织与肉膜决定。阴蒂包皮顶端由浅至深层次分别为：皮肤、皮下组织、肉膜、巴克筋膜与悬韧带、血管神经束、白膜与阴蒂（图 7–2）。

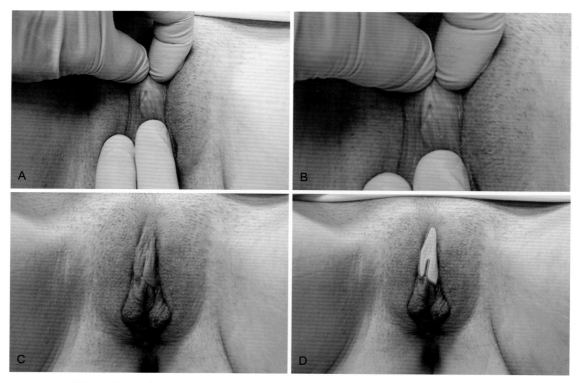

图 7–1　A. 拉紧阴蒂包皮皮肤，暴露阴蒂与阴蒂系带；B. 典型的阴蒂包皮范围（红线内区域）；C. 同一患者截石位放松状态下阴蒂包皮外观；D. 阴蒂包皮缩小术的范围为红线标记区。

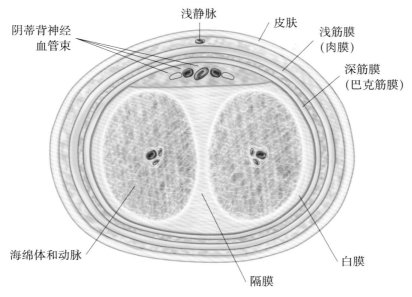

图 7-2　阴蒂体部剖面图。

关于"理想的"阴蒂头与阴蒂包皮的关系，目前尚无定论。一般来说，理想的状态为阴蒂头轻微突出至包皮外。不管是先天的还是医源性（如单纯小阴唇缩小术后）导致的阴蒂包皮过度突出均称之为"假性小阴茎"[6]。阴蒂与阴蒂包皮均受阴蒂背神经支配，该神经在尿道口旁开 2.4~3 cm 的位置穿过会阴膜（图 7-3）。沿会阴膜走行 1.8~2.2 cm，至耻骨降支开始转向支配阴蒂体前外侧面，及深面的巴克筋膜，长 2.0~2.5 cm[7]。在手术深达巴克筋膜，外侧缘至阴蒂包皮顶端，或者缩小手术在尿道口水平深达阴唇间沟的操作时要格外小心，防止损伤神经。尽管这方面的解剖研究还比较少，但在阴蒂包皮下有非常丰富的感觉神经分布；在这一区域的所有手术都是不建议的，除非患者患有硬化性苔藓[8]。

阴蒂包皮的作用目前尚不明确，但通常认为它具有保护阴蒂与外分泌腺的作用，以此来保持女性耻骨沟的湿润[9]。

适应证

该手术的主要目的是去除多余堆积的阴蒂包皮。因此，适应证尚不完全明确。Hodg-kinson 与 Hait[10] 称"要求外阴整形的女性通常认为暴露阴蒂可以增加性快感，而一个小的阴蒂会看起来更具有吸引力"[10]。然而，这一目的不一定能通过手术达到。Alter[11] 进一步修改了这一界定，他认为"理想的小阴唇与阴蒂包皮不应该突出至大阴唇外"。他认为"如果患者需要的话，可以去除多余的阴唇与阴蒂包皮"，这样一来，患者就掌握了手术的选择权。另外，他还声称，"这种切除手术可以彻底的根除侧面难看的包皮，这既是出于美

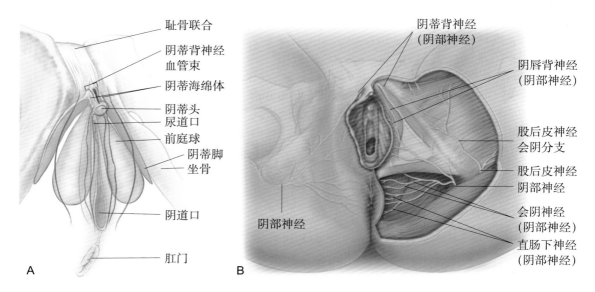

图 7-3 A. 阴蒂解剖图，与耻骨、阴部神经发出的阴蒂感觉神经分支之间的关系；B. 外阴支配感觉的神经支与盆底肌肉的关系。

观的目的，也能改善功能"。但他并未详细介绍到底矫正的是什么功能[12]。Gress[13] 称"这类手术主要是满足患者的愿望与心理需求，医生在进行手术前要明白这一点并进行权衡"。Goodman[14] 写道"CHR 手术主要使阴蒂体尽可能地暴露出来，理论上可以增加对性刺激的敏感性"，但这一观点并未得到证实。此后，作者开始重点强调该手术在美学方面的适应证。de Alencar Felicio[6] 在一篇给编辑的信中写道"CHR 会使阴蒂暴露在外面"。Hunter[15] 表达了他对这一观点的不同意见，他认为"医生不应该使阴蒂过多暴露在外面"。Hamori[16] 研究团队认为 CHR 手术的适应证应为："阴蒂包皮突出至大阴唇外，或包皮异常宽大堆积在大阴唇周围，或者使内外阴联合处变宽（外阴联合前部）"。文中她对有些女性要求"非常迷你的小阴唇与阴蒂包皮"进行了评论，但她也进一步提醒需要谨慎进行，因为"这一操作可能会使阴蒂头过度暴露在外"[5]。

　　Ostrzenski[17] 进一步对阴蒂包皮过长与包皮增厚进行了鉴别。在他早期的手术中，包皮过长的患者进行"倒 V 字成形术"后，可以使阴蒂暴露 3~5 mm[2]。这一手术也解决了很多患者的问题："在性生活中的不适"、"明显过大的阴蒂"；卫生问题："难闻的气味"、不适感、阴部伸长、体象障碍、"社会与情感障碍"；美观方面的改善主要是矫正"阴蒂包皮的异常突出"[17]。

　　阴蒂头的暴露程度（3~5 mm）与通过减少组织量来增强性刺激敏感度之间的关系是存在争议的[17]。Benson[18] 总结了哪些患者术后更容易满意（表 7-1）。包括外观、轮廓、皮肤

表 7-1 更易达到满意的 CHR 患者

更易满意	更易不满意
无性高潮患者 即使无高潮，患者的情绪也很稳定 如果存在明显情感问题，尽量不要手术	有以下特征的患者 患者要求在传教士体位下达到性高潮 患者要求仅通过性交就可以达到性高潮
性高潮慢而弱 通常这部分患者是最易达到满意的，性高潮会更强更快达到	目前感到幸福或正常 当各项检查正常后方可手术
有性高潮，但需要辅助工具或采用特定姿势 患者通常术后敏感度增加，但仍需配合其他的刺激	性欲低下 如果是心理问题或激素水平低下，手术不可能改善；上述问题必须先解决
阴蒂疼痛 当慢性感染或炎症控制后好转	寻求更多达到性高潮的方式 对于这类患者尽量不要手术，因为手术很难保证达到预期效果
阴唇缩小术患者 患者对外形的改善会更满意	围绝经期 激素水平紊乱会再度导致问题的出现 外阴硬化性苔藓 这种情况会每隔几个月就出现 体象障碍 这类患者不宜手术；她们不会对手术满意，而手术是不可逆的

注：摘自 Adapted from Benson R. Clitoral hood reduction. Presented at the Seventh Annual Congress for Aesthetic Vaginal Surgery, Tucson, AZ, Jan 2012.

皱褶方面的改善[14]。

　　总的来说，只要患者具有比较恰当的心理预期且确实存在过多的包皮组织都可以选择手术。一些作者也分析了小阴唇缩小术后医源性阴蒂畸形的问题[5, 11, 13]。Hamori[5] 认为，在小阴唇缩小术中，如果单纯只修剪小阴唇，在缩小小阴唇的同时会使原有的阴蒂组织更为凸显，从而形成一种类似"小阴茎"的外观。但她并未说明是否要将阴蒂包皮缩小术作为手术的一个环节进行，有些则认为绝大多数小阴唇缩小术需要常规进行阴蒂包皮缩小术（R. Alinsod，personal communication，2013）。这种"小阴茎"的情况也容易出现在小阴唇楔形切除术的患者中（也可称为下方楔形切开，上方带蒂皮瓣修复术）。Alter[11, 12] 进一步改进了手术，并将其命名为小阴唇扩大中央楔形切除术。文中他声称切除范围要包括两侧的阴蒂包皮（如果患者要求的话）[12]。在文章的讨论部分，Alter 医生认为单纯的修剪小阴唇会导致"突然结束的小阴唇系带上方悬挂着一个大大的阴蒂包皮"。阴蒂包皮切除术可以与小阴唇中央楔形切除术同时进行，也可以择期进行"单独的阴蒂包皮两侧椭圆形切除术"。详见第 10 章（女性外阴整形术相关并发症）图 10-18。

禁忌证

CHR 手术的禁忌证主要包括不合理的心理预期，合并有难治的性心理问题导致的性功能障碍；对包皮切除术有疑问者；活动期泌尿生殖道感染；泌尿生殖道炎症性疾病急性期；凝血功能障碍；吸烟等。

患者评估

畸形程度的临床评估

尽管可以参考传统的评估方法及性功能量表（尤其是性高潮障碍）来评估外阴整形术的患者，但迄今为止，还没有关于 CHR 患者的评估方法。由于这项手术很少单独进行，通常作为小阴唇缩小术的一个附加手术进行。Hamori[5, 16] 建议在患者站立位时进行评估，包括组织的厚度与堆积情况、皮肤褶皱、对称性、外阴联合处的分离情况，以及之前的手术史（尤其是小阴唇边缘切除史）。触诊来排除阴蒂肥大的情况。由于 Gress[13] 术式会影响到阴蒂的突度，因此作者建议术前仔细检查阴蒂头、阴蒂体，来鉴别是阴蒂包皮还是肥大的阴蒂头，即 "阴蒂顶端突出的程度"。且阴蒂头与尿道口的距离不应小于 1.5 cm。

术前要仔细纪录阴蒂包皮的松紧程度，记录包皮过长、瘢痕、穿孔、创伤、疼痛、感觉迟钝等情况。外阴硬化性苔藓为手术禁忌。阴蒂与包皮并没有标准数据，个体差异性很大[19]。Ostrzenski[20] 对于阴蒂包皮的分类并未被业界广泛应用，但在他的手术记录中非常常见；主要分为以下 3 型：闭塞型比如硬化性苔藓（Ⅰ型）、肥厚型（Ⅱ型）、肥厚且真皮下不对称型（Ⅲ型）。

术前设计与术前准备

跟所有的手术一样，在进行咨询时要对患者的手术目的进行详细询问，这是诊疗的一个重要环节[21]。在进行了全面系统的病史与体格检查后（包括心理调查、妇科检查、两性调查），对于怀疑有心理问题的患者，工作人员会建议先到专业机构进行进一步诊疗，例如行为认知疗法[22]。两性功能检查与外观及解剖学评估同样重要[23]。加拿大妇产科医师协会建议女性需 16 岁左右，待性器官发育成熟后再进行外阴的整形手术[21]。在术前要详细告知患者可能存在的风险、手术方案的选择、手术的利弊，并签署手术知情同意书。

在与患者讨论手术的作用及目的时，医生要告知患者该部位的个体差异性很大，从医学角度上来讲，手术可能不会带来直接好处，并告知患者存在的不对称情况及其他问题。

手术技巧

简单的历史回顾

在大多数教科书中，阴蒂包皮缩小术通常与小阴唇缩小术放在一起介绍，并作为小阴唇缩小术的附加手术。以往，阴蒂肥大的矫正也会同时去除一部分多余的阴蒂包皮来达到较好的外观[1]（图 7-4 和图 7-5）。

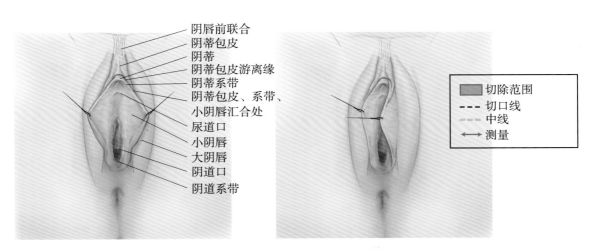

阴唇前联合
阴蒂包皮
阴蒂
阴蒂包皮游离缘
阴蒂系带
阴蒂包皮、系带、
小阴唇汇合处
尿道口
小阴唇
大阴唇
阴道口
阴道系带

| 切除范围 |
| 切口线 |
| 中线 |
| 测量 |

图 7-4　女性外阴解剖图。

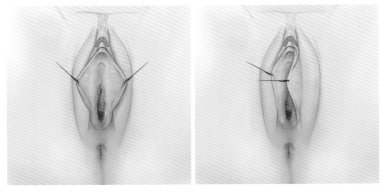

| 切除范围 |
| 切口线 |
| 中线 |
| 测量 |

图 7-5　Graves[1] 认为 CHR 是阴蒂肥大矫正术的一部分。

单纯出于美观目的而进行阴蒂包皮缩小术是最近十几年才开始的。2005 年，Alter 最先报道了小阴唇楔形切除术联合"阴蒂侧面 V 形切口来减少小阴唇缩小术后的'猫耳朵'。并且根据手术需要，可去除足量的阴蒂包皮，而对于皮下组织不做去除（图 7-6）"。与早期的单纯小阴唇缩小术相比，将阴蒂包皮缩小术作为阴唇缩小术的一部分予以改进[25]。2006 年，Gress[26] 首次用示意图与照片展示了他所谓的复合小阴唇缩小术，术中他在去除小阴唇边缘的同时去除阴蒂包皮上下部分的皮肤（图 7-7）。

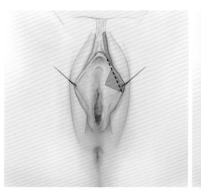
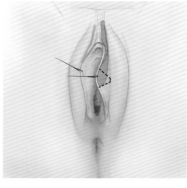
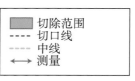

图 7-6　Alter[24] 认为 CHR 手术是小阴唇楔形切除术的附加手术。

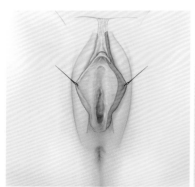
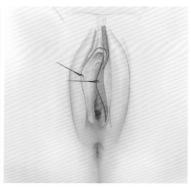

图 7-7　Gress[26] 最先在复合小阴唇缩小术中将 CHR 作为手术的一部分进行描述。

　　Alter 分别在 2007 年与 2008 年的 2 篇文章中详细说明了他的手术设计：内侧楔形切口设计在小阴唇中间部分，去除小阴唇"最明显"的突出部位；外侧"楔形切口设计一个向前外侧的（曲棍球形）弧形切口去除多余的小阴唇与阴蒂外侧包皮（如果患者介意的话）"[12]。"因此，内外的 V 形设计是不一样的，位于切口线中间的皮下组织是保留的，将阴唇基底处仔细对合"[11]。"只有去除足够的组织量才能达到较好的美观效果。这种方法能够达到较好的皮下闭合，减少伤口裂开与瘘管形成"[12]。2007 年，de Alencar Felicio[6] 最先介绍了单独进行的 CHR 手术"阴蒂包皮两侧梭形去除术"（图 7-8），她强调了保持阴蒂的中线居中位置，对于定位大小阴唇的对称性非常重要，此外该术式可以起到暴露阴蒂的作用（并未明确提出）。然而，她不建议同时进行小阴唇缩小术，因为术后会"延长水肿期"。

　　2008 年，Apesos[27] 介绍了一种在阴蒂包皮正中上方的倒 V 形或类人字形阴蒂包皮缩小

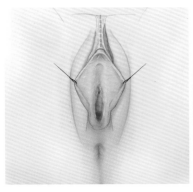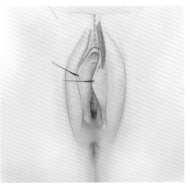

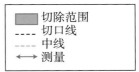

切除范围
切口线
中线
测量

图 7-8 Alencar Felicio[6] 最先介绍了单独进行的 CHR 手术。

术，切口尖端位于阴唇前联合（图 7-9）。支持者认为这个手术可以关闭两侧大阴唇在阴唇前联合处的沟壑。2013 年，Gress[13] 重新改进了他的手术，手术切除从阴蒂下方至尿道口上方横向的新月形组织。这样，当同时进行小阴唇切除术时，就可以纠正阴蒂前突（图 7-10）。

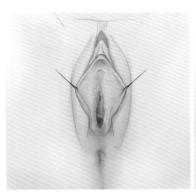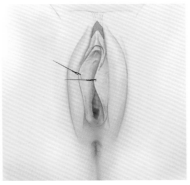

切除范围
切口线
中线
测量

图 7-9 Apesos 等 [27] 介绍的单独 CHR 手术。

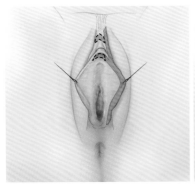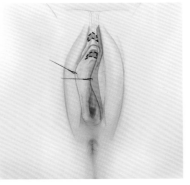

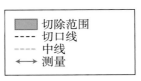

切除范围
切口线
中线
测量

图 7-10 Gress[13] 描述的改良 CHR 手术用来矫正阴蒂前突，该手术常作为复合小阴唇缩小术的一部分同时进行。

Hamori[5] 分享了他在矫正医源性阴蒂包皮畸形中的两种 CHR 方案。第一种是直接在阴蒂包皮背部设计倒 V 形切口去除多余组织。与 Apesos 等[27] 不同的是，切除的区域位于阴蒂包皮中央较低的位置，这与 Graves[1] 用来做阴蒂肥大矫正术的方法类似（图 7-5）。去除的量要相对保守些，来降低过度暴露阴蒂头带来的不适。也有一些医生，如 Alencar Felicio[6]，提到过要预防过度暴露阴蒂头，但并未过多地解释带来的不良后果。Triana 和 Robledo[28] 认为阴蒂过度前突，会导致患者在"行走和坐位的时候产生慢性疼痛与不适"。

Hamori[5] 的第二种方法为在阴蒂包皮旁正中部位设计两个透镜状切口，切口线与阴蒂体部长轴平行，意在"减少阴蒂包皮的宽度而不是背部的皮肤"。这点与 Alencar Felicio 的方法类似（图 7-8）。

在众多方案中，并无研究表明哪种最受欢迎。就作者个人研究来说，绝大多数的医生喜欢使用后一种方法，设计的时候切口前端可继续向上分离，形成一个类似 X 形（然而，也有医生希望能够充分去除阴蒂上方的垂直皮肤，则会设计长的倒 V 或八字形）。当然也有一些医生会设计 H 形或 ")-(" 形来进一步缩短垂直方向的阴蒂包皮（图 7-11）。除此之外，还有一些未详细描述的手术方案。如 Triana 和 Robledo[28] 报道的 kalra 术式——马蹄形切除术等。术前要仔细评估阴蒂包皮在垂直方向（长度）与水平方向（宽度）的量以及对称程度。

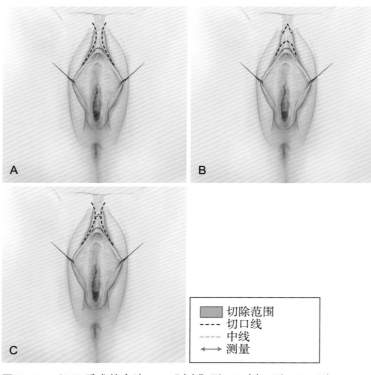

	切除范围
----	切口线
-----	中线
←→	测量

图 7-11　CHR 手术的方法。A. ")("形；B. 倒 V 形；C. H 形。

明确该区域的解剖学特征及治疗的目的可以帮助医生选择更恰当的手术方案。

作者的手术技巧：麻醉、抗生素应用以及手术设计

由于 CHR 手术很少单独进行，更多的是与小阴唇缩小术同时进行。因此，麻醉、抗生素的使用及手术设计要综合考虑。因为 CHR 占比非常小，随访不易，所以以下介绍的主要是作者的个人经验。常规的术前准备包括：术前一晚与第二天早晨口服抗生素（对具有混合感染的患者要同时给予抗真菌药或抗病毒药）。手术日早晨使用抗菌沐浴液淋浴，并用洗必泰（氯己定）湿巾将术区擦拭干净。通常局麻即可满足手术需要，因此至少于术前 1 小时外用表面麻醉药膏，以减轻注射时疼痛。如含 5%LMX 的 Anorectal 麻膏（Ferndale Laboratories）或 5% 的 Ane cream（Focus Health Group），并使用塑料薄膜封包。

与患者再次确定手术方案后，让患者更换手术服。并确认患者已经找好专门的司机或术后护理员。签好手术知情同意书并再次确认后，让患者口服地西泮和阿普唑仑镇静，并同时外涂表面麻醉药膏，以减轻注射局麻药时的疼痛。药物充分发挥作用后，去除麻醉药膏，如果术前没有拍照片的话，那么分别拍摄站立位与截石位照片。患者站立时，标记超出大阴唇的阴唇前联合和阴蒂包皮的部分。记录阴蒂包皮的宽度、大阴唇的分离情况，以及垂直方向包皮多余的情况。然后让患者取截石位，再次确认包皮的对称情况以及阴唇间沟的深度，这对于手术方案的选择及术后对称性都至关重要。在最终确定画线前，再次提拉皮肤判断垂直方向与水平方向皮肤的多余量。如果对手术去除量有疑问，一般建议保守一些，当然这个量可以在手术中进行试缝合来最终判断。

外阴区域给予等比配置的含 1:100 000 肾上腺素、1% 利多卡因和 0.5% 布比卡因或 4% 阿替卡因的麻醉药物，使用 27 G 或 30 G 细针头局部浸润麻醉。通常，阴蒂包皮部位的注射量不会超过 2~3 ml。此时带患者去手术室准备，在此过程中，麻药开始发挥作用。此类手术很少使用全麻，除非患者要求或者需要联合其他手术一同进行。

患者体位

患者取截石位，常规消毒铺巾。局部麻醉浸润满意后，再次确认画线（图 7-12A）。如果选择正中垂直切口的 CRH 术，不管是否联合小阴唇楔形 / 边缘切除术，站立位时阴唇前联合的顶端均作为手术切开的最高点。因为这个区域正好是阴阜毛发覆盖区的最高点，超过这一位置会引起明显的瘢痕，且术后囊肿的发生率也更高。

尽管有很多的器械可以切开组织（手术刀、剪刀、电刀、激光以及射频），我更喜欢使用低能量针式电刀，尤其是 ConMed electrosurgery device（Aspen ExcaliburPLUS PC），能量在 8~12 J，它同时具有电切（"混合 1"）与电凝（"标准"）两种模式。切开皮肤选用电切模式，层次为巴克筋膜层浅层。如果需要的话也可以用来切除组织。一般电切的深度控制在

2~3 mm 的深度，过深可能会损伤深部的血管神经。

　　下图详细展示了作者手术的过程。作者喜欢绷紧皮肤的状态下保留阴蒂中线上方宽
6~8 mm 的皮肤带（图 7-12B），个人认为保留皮肤桥与真皮蒂可以大大减轻术后水肿，当然，
这点并没有明确的证据。

　　沿阴蒂包皮内侧与外侧分别画一条相平行的垂线（图 7-12C~I、J~N），上方保留背部
6~8 mm 宽皮肤，下方距离包皮游离缘 5~6 mm 并向小阴唇延续（图 7-12 O）。在阴蒂包皮
下极过渡至小阴唇与阴蒂系带处时，血管分布丰富，手术时要特别小心。

　　当患者站立的时候，中线会与内侧的标记线分开（图 7-12 P），进一步判断剩余的组织
量，这对术后阴蒂包皮的外观非常重要。

　　对拟切除的量使用提拉试验判断皮肤张力，如果需要的话，可以进行试缝（图 7-12 Q、
R）来重新确定标记线的位置。

　　当阴蒂包皮水平方向的组织量明显过多时，设计的外侧线有可能会落在阴唇间沟内。
当同时进行小阴唇缩小术时，外侧线下极可能与小阴唇手术的设计线融合。而如果只进行
CHR 手术，外侧线则向下延续终止于阴蒂包皮与小阴唇连接处。向上则通过阴蒂旁正中线

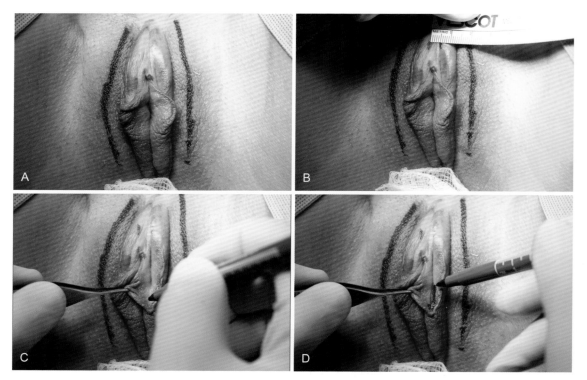

图 7-12　A. 患者术区准备好，标记大阴唇；B. 拉紧包皮的状态下，在阴蒂包皮中轴线上方保留 6~8 mm
宽的皮肤带；C~I. 保留阴蒂背部中间 6~8 mm 的皮肤带并标记内侧线。

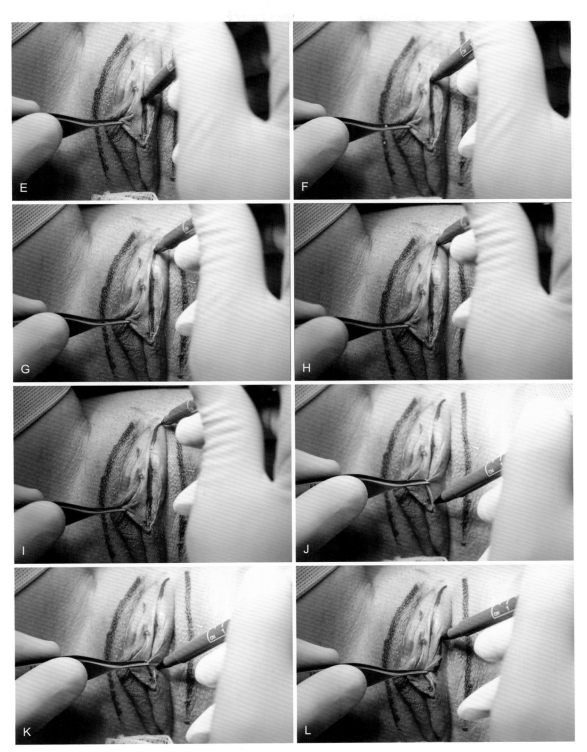

图 7-12　J~N. 外侧线为保留阴蒂背侧 6~8 mm 皮肤后，根据皮肤的量标记，确保缝合后伤口位于两条线之间。

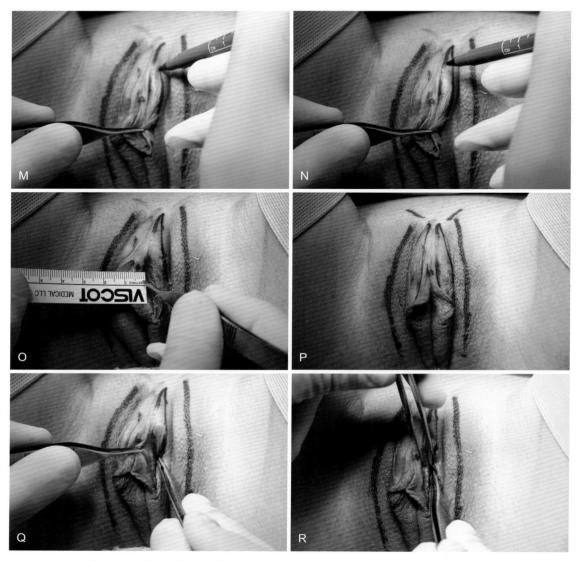

图 7-12　O. 内侧线下极距离阴蒂包皮游离缘 5~6 mm；P. 当患者站立时，两条线是分开的；Q、R. 采用提拉试验判断拟去除的皮肤量。当然如果需要的话，也可以进行试缝合来确定去除量。

终止于阴唇复合物前面的最高点。少数水平方向组织过多的患者，可设计两个横向的 V 形切口线，也就是类似 H 形切口。或者，两个横向 V 形成尖端连在一起的"X"形，但考虑到术后水肿，作者一般很少使用这种设计。

　　小阴唇内侧缘处的设计线通常存在很大争议。当使用改良楔形切除术时，内侧线包含要去除的小阴唇的部分，但对于阴蒂包皮的外形改善有限。但当同时进行小阴唇边缘切除术或者联合其他手术同时进行时，CHR 的设计线一般与小阴唇的内侧切口线相延续。

改良小阴唇内侧线设计方案

作者对小阴唇内侧切口线的设计有两点改良。第一种，在阴蒂包皮与小阴唇交界的内侧，切短阴蒂系带的前缘，并向阴蒂头方向逐渐变细（图 7-13 A~D）。这点目前仍存在很多争议，但作者非常喜欢这个方案。

这个设计的关键点是要准确定位阴蒂包皮与下方小阴唇的结合部位。轻柔地牵拉开阴蒂包皮下极，展开阴蒂包皮并用三叉缝合线进行固定保护（一个半包埋的水平褥式缝合或者两个垂直褥式缝合）。相类似的，缝合对侧，并评估其对称性。

这是决定术后效果的一个重要步骤（图 7-13 E）。阴蒂系带采用 5-0 快吸收微乔缝线无张力连续缝合，这可以大大降低敏感区域的皮下结节发生率（图 7-13 F）。侧面的伤口深部使用 5-0 快吸收微乔缝线连续缝合，5-0 单乔连续皮内缝合。最后，使用 5-0 快吸收微乔缝线松散地间断垂直褥式缝合皮肤表面，进一步使切口更加平整，加速创面愈合（图 7-13 G）。缝线比较松散的主要原因是预防术后水肿使缝线勒进肉里。手术结束前，在伤口缘使用 30 G 细针注射少量麻药来减轻术后疼痛，一般是 0.5% 的布比卡因加 1∶100 000 的肾上腺素。然后，术区涂抹抗菌药膏，不粘敷料覆盖。

第二种设计方法，与 Gress[13] 报道的矫正阴蒂前突的手术方案相似，保留阴蒂头和尿道

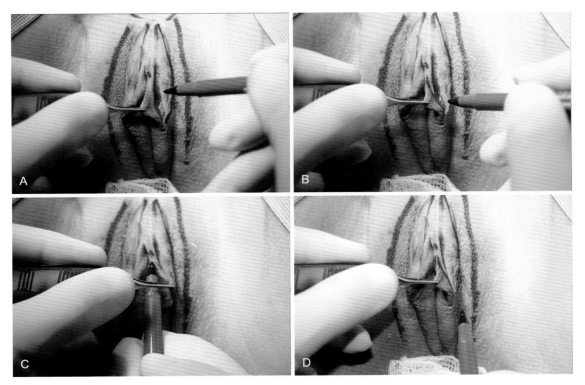

图 7-13　A~D. 小阴唇内侧线，阴蒂系带的前缘被切除，并在向阴蒂头附着处逐渐变细。

口之间至少 1.5 cm 的距离，用马克笔设计一个横向新月形区域，关闭切口时产生的张力会将阴蒂头向后拉，而缝合侧面阴蒂包皮切口时则会将阴蒂包皮前面绷紧，从而矫正阴蒂体部的前突。

术后护理

术后护理基本上与小阴唇缩小术相同。如果条件允许，术后建议 24~48 小时内冰敷术区。实施标准的术后疼痛管理。伤口的护理包括小便后轻柔地清洗及大便后的擦拭。可以淋浴但不建议泡澡，可以采用坐浴的方式来清洁伤口以增加舒适度（最好使用冷水）。4 周内禁止使用公共浴池、热水浴缸、桑拿等。建议术后 4 周内限制活动或不活动。经期不要使用内置卫生棉条，在卫生巾上涂抹少量油膏防止伤口粘到卫生巾上，或使用不粘伤口垫。

一项小阴唇缩小术联合 CHR 术后敏感度的调查中显示，术后 3 周内阴蒂超敏情况非常常见，这与进行隆乳术后乳头出现超敏情况类似[29]。术后妇科医生通常会开具德护贴胶体敷贴来止痛，但作者发现使用 Neo To Go（一种伤口消毒止痛喷雾），患者疼痛缓解则更为明显！

Ancillary 手术技巧

在 Alter[11] 报道的 407 例小阴唇缩小术联合阴蒂包皮缩小术研究中，有 35 例患者同时进行了阴蒂固定术（8.6%），4 例进行了横向 CHR（1%），1 例阴蒂包皮背侧切开术（0.2%）。Gress 在他的文章中[13] 描述了改良 CHR 手术来矫正阴蒂前突，这点在之前的篇幅中介绍过。在少数情况下，如患者合并明显的大阴唇萎缩，采用脂肪移植和 / 或大阴唇填充也会起到相对的缩小阴蒂包皮的效果。

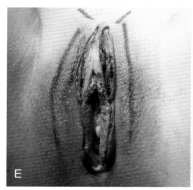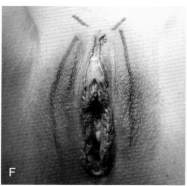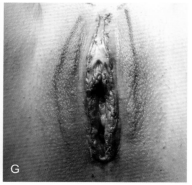

图 7–13　E、F. 调整阴蒂包皮下极并缝合阴蒂系带；G. 松散的几针垂直褥式缝合加强对合效果。

术后效果

由于缺乏相应的数据，因此术后效果很难科学评判。目前尚无关于 CHR 术后的长期随访。主要原因是该手术通常与小阴唇缩小术同时进行，术后的并发症也混在一起。读者可以参考小阴唇缩小术相关的章节内容（第 4 章）。作为一项美容手术，患者最主要的诉求是希望去除过大的阴蒂和 / 或阴蒂包皮，但作为医生来说，手术的去除量要适可而止。

问题及并发症

现有的介绍术后并发症的文献很少，就像很少单独讨论该手术的效果一样，最主要的原因是 CHR 通常属于联合手术的一部分，因此没有太多的特殊性。针对去除过度的阴蒂包皮修复，Hamori[5] 建议在剩余阴蒂包皮上设计 V–Y 推进皮瓣来修复过度暴露的阴蒂。在 Alter[11] 的 407 例联合手术病例中，阴蒂包皮的并发症仅为 1 例 "猫耳朵"，4 例缝线肉芽肿。

Lean 和 Minto[30] 建议，对于阴蒂解剖结构不是很清楚的患者应该让经验丰富的医生来手术，以此降低血管神经损伤的风险，仔细地分离参与性勃起与性敏感的组织，减少损伤才能达到更好的美观效果。阴蒂包皮过长的术后复发率是很高的（超过 50%）[31]。就作者个人的经验来说，使用射频电刀除了减少损伤，还可以改善不规则的术后切口（R.Alinsod，personal communication，2013）。

参·考·文·献

[1] Graves KL, Wilson EA, Greene JW Jr. Surgical technique for clitoral reduction. Obstet Gynecol 59:758, 1982.

[2] Ostrzenski A. A new hydrodissection with reverse V-plasty technique for the buried clitoris associated with lichen sclerosis. J Gynecol Surg 26:41, 2010.

[3] Tepper OM, Wulkan M, Matarasso A. Labioplasty: anatomy, etiology, and a new surgical approach. Aesthet Surg J 31:511, 2011.

[4] Alter GJ. Labia minora reconstruction using clitoral hood flaps, wedge excisions, and YV advancement flaps. Plast Reconstr Surg 127:2356, 2011.

[5] Hamori CA. Postoperative clitoral hood deformity after labiaplasty. Aesthet Surg J 33:1030, 2013.

[6] de Alencar Felicio Y. Labial surgery. Aesthet Surg J 27:322, 2007.

[7] Yavagal S, de Farias TF, Medina CA, et al. Normal vulvovaginal, perineal, and pelvic anatomy with reconstructive considerations. Semin Plast Surg 25:121, 2011.

[8] Cold CJ, McGrath KA. Anatomy and histology of the penile and clitoral prepuce in primates. In Denniston GC, Hodges FM, Milos FM, eds. Male and Female Circumcision. New York: Springer, 1999.

[9] van der Putte SC, Sie-Go DM. Development and structure of the glandopreputial sulcus of the human clitoris with a special reference to glandopreputial glands. Anat Rec (Hoboken) 294:156, 2011.

[10] Hodgkinson DJ, Hait G. Aesthetic vaginal labioplasty. Plast Reconstr Surg 74:414, 1984.

[11] Alter GJ. Aesthetic labia minora and clitoral hood reduction using extended central wedge resection. Plast Reconstr Surg 122:1780, 2008.

[12] Alter GJ. Aesthetic labia minora reduction with inferior wedge resection and superior pedicle flap reconstruction. Plast Reconstr Surg 120:358, 2007.

[13] Gress S. Composite reduction labiaplasty. Aesthetic Plast Surg 37:674, 2013.

[14] Goodman MP. Female cosmetic genital surgery. Obstet Gynecol 113:154, 2009.

[15] Hunter JG. Considerations in female external genital aesthetic surgery techniques. Aesthet Surg J 28:106, 2008.

[16] Hamori CA. Aesthetic surgery of the female genitalia: labiaplasty and beyond. Plast Reconstr Surg 134:661, 2014.

[17] Ostrzenski A. Clitoral subdermal hoodoplasty for medical indications and aesthetic motives. A new technique. J Reprod Med 58:149, 2012.

[18] Benson R. Clitoral hood reduction. Presented at the Seventh Annual Congress for Aesthetic Vaginal Surgery, Tucson, AZ, Jan 2012.

[19] Lloyd J, Crouch NS, Minto CL, et al. Female genital appearance: "normality" unfolds. BJOG 112:643, 2005.

[20] Ostrzenski A. Selecting aesthetic gynecologic procedures for plastic surgeons: a review of target methodology. Aesthetic Plast Surg 37:256, 2013.

[21] Shaw D, Lefebvre G, Bouchard C, et al; Society of Obstetricians and Gynaecologists of Canada. Female genital cosmetic surgery. J Obstet Gynaecol Can 35:1108, 2013.

[22] Foldès P, Droupy S, Cuzin B. [Cosmetic surgery of the female genitalia] Prog Urol 23:601, 2013.

[23] Lean WL, Hutson JM, Deshpande AV, et al. Clitoroplasty: past, present and future. Pediatr Surg Int 23:289, 2007.

[24] Alter GJ. Central wedge nymphectomy with a 90-degree Z-plasty for aesthetic reduction of the labia minora. Plast Reconstr Surg 115:2144, 2005.

[25] Alter GJ. A new technique for aesthetic labia minora reduction. Ann Plast Surg 40:287, 1998.

[26] Gress S. [Aesthetic and functional corrections of the female genital area] Gynakol Geburtshilfliche Rundsch 47:23, 2006.

[27] Apesos J, Jackson R, Miklos JR, et al, eds. Vagina Makeover & Rejuvenation. Cape Town: MWP Media, 2008.

[28] Triana L, Robledo AM. Aesthetic surgery of female external genitalia. Aesthet Surg J 35:165, 2015.

[29] Placik OJ, Arkins JA. A prospective evaluation of female external genitalia sensitivity to pressure following labia minora reduction and clitoral hood reduction. Plast Reconstr Surg 136:442e, 2015.

[30] Minto CL, Liao LM, Woodhouse CR, et al. The effect of clitoral surgery on sexual outcome in individuals who have intersex conditions with ambiguous genitalia: a cross-sectional study. Lancet 361:1252, 2003.

[31] Smith YR, Haefner HK. Vulvar lichen sclerosis. Am J Clin Dermatol 5:105, 2004.

第8章
大阴唇脂肪填充术

Lina Triana , Paul E. Banwell

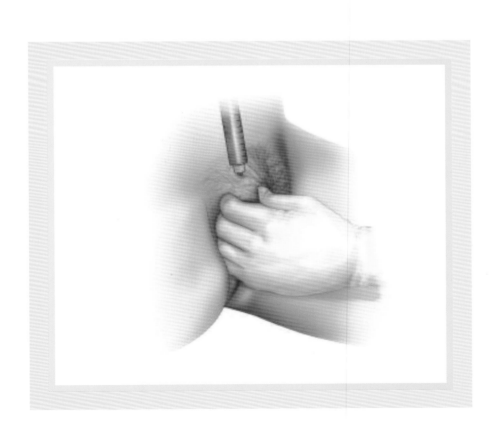

> **要点**
> - 大阴唇填充术的主要适应证是大阴唇发育不全、皮肤松弛，或两者皆有。
> - 如果大阴唇皮肤过多呈"囊袋状"，那么建议进行大阴唇缩小术以达到较好的效果。大阴唇填充术包括自体脂肪以及真皮填充剂。
> - 当大阴唇皮肤过度松弛的患者只进行自体脂肪填充时，医生不要在大阴唇下 1/3 过度填充。对于希望大阴唇非常饱满的患者，术前要交代可能需要多次手术。

为什么要进行大阴唇填充术？

本章最主要的内容是介绍一种非手术的大阴唇自体脂肪填充术。该手术可以单独进行也可以与其他外阴整形手术同时进行来增加手术效果。

当今社会媒体与报纸杂志上的公开讨论使得人们越来越关注外阴的形态[1]，尤其是饱满紧致的大阴唇是年轻女性外阴的重要特征之一。当代女性逐渐开始追求隐匿的小阴唇，平滑饱满的大阴唇这种年轻化的外观。

重塑大阴唇的饱满形态对于整形外科医生来说是非常重要的项目。自体脂肪填充，通过脂肪的塑形，可以明显改善大阴唇的外观，是外阴整形术中不可缺少的重要内容[2, 3]。

适应证与禁忌证

大阴唇填充术的主要适应证是大阴唇发育不全、皮肤松弛，或两者皆有。

导致大阴唇发育不全 / 松弛的原因有多种，简单来说分为先天性与后天获得性两种。获得性因素包括创伤或肿瘤导致的并发症，当然一些自然的老化以及月经的改变或妊娠等也会导致大阴唇的改变。大量减重的患者通常会伴发大阴唇的干瘪及"囊袋"外观。

一些较年轻的患者或者在某种意义上来说大阴唇外观"正常"的女性，也希望大阴唇更加饱满圆润，因为饱满圆润的大阴唇更加美观。

外阴填充术没有明显的禁忌证。医生要告诉患者可能存在感染风险，但发生率与其他的外阴手术相似。对于比较瘦的患者，脂肪库存量比较少，属于手术的相对禁忌证，对于这类患者术前要仔细交代清楚。

解剖

在本书第 1 章中就介绍过女性外阴的基本解剖。

从组织胚胎学来说，大阴唇来源于外阴结节，这一结构在男性则发育为阴囊[1]。大阴唇是从阴阜后发出的两片皮肤皱襞，随后增宽超出小阴唇，然后再缓慢变窄后收[3]。两侧大阴唇自然合拢保护外阴内部重要器官，尤其是未孕妇女，当然个体差异也很大。

大阴唇外侧面属于有毛区，内侧面光滑无毛发，便于皮肤与黏膜的融合及腺体的覆盖。大阴唇皮下通常富含脂肪组织，但程度因人而异。

大阴唇的血供来源于阴唇后动脉与会阴动脉，两者皆为阴部内动脉的分支。大阴唇的神经支配来源于阴部神经的分支。

临床评估与手术方案

外阴整形术与其他任何的整形美容手术类似，都要认真听取患者的诉求。手术的动机要仔细判断，包括患者的期望值及对手术并发症的接受程度。

随后要进行体检，建议分别取截石位与站立位，手持镜子观察，这样方便明确指出介意并想要改善的部分。仔细记录患者的解剖情况，包括解剖学变异情况，并在病历中体现。

如果大阴唇"囊袋"非常明显，皮肤过多，那么要考虑手术切除多余的皮肤（参见第 6 章）。自体脂肪填充手术注意事项与改善程度与隆胸术类似。在决定手术方案前要充分听取患者的意见与要求。并提醒患者自体脂肪填充术后具有一定的吸收率。

手术技巧

Coleman 自体脂肪填充技术已经非常成熟[4]。不同的医生在脂肪的获取、制备、注射方面有个人的经验与爱好。手术通常可以在局麻下完成，神经阻滞通常是不需要的。

标记

如果只进行自体脂肪填充，那么建议患者取截石位画线标记。先标记一个长椭圆形的手术范围，起自阴道外口，向上止于阴阜最高处（一般高于阴蒂包皮上缘 2~3 cm）。

获取脂肪

脂肪可以从任何富余的区域抽取，例如大腿内侧、膝盖内侧等，由于这些供区离脂肪受区比较近，因此更容易获取。

抽脂区术前也要画线标记，皮下脂肪层内注射肿胀液，这点与常规的抽脂程序相似。常规肿胀液配比为 500 ml 生理盐水加 1 支肾上腺素（1:1 000），加 1% 利多卡因 25 ml（图 8-1）。

通常，使用 10 ml 注射器抽吸即可获取 80~120 ml 自体脂肪，或抽取超过拟移植脂肪量的 3 倍量。作者个人比较喜欢使用 1.8~2.0 mm 直径的抽脂针，也可用来注射肿胀液。

下面详细介绍如何获取、离心、洗涤过滤提纯脂肪（图 8-2）。

1994 年，Coleman[4-7]制定了脂肪移植的临床路径，并将其命名为颗粒脂肪移植。这一方法减少了脂肪组织的创伤，并提高了移植脂肪的成活率。自此以后，不断有作者报道新的获取及制备脂肪的方法。脂肪细胞形态学研究发现离心后的细胞的破坏率要明显高于静置处理[8]。

本章作者更喜欢用 10 ml 注射器手动抽取脂肪，简单的过滤提纯后进行移植。

大阴唇自体脂肪移植术

患者取截石位仰卧于手术台上。

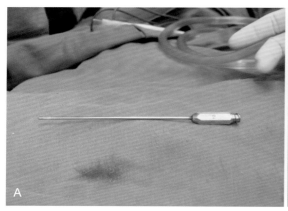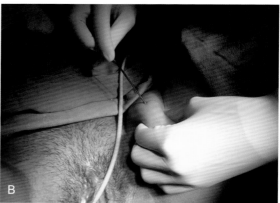

图 8-1 A. 抽脂针；B. 最常用的抽脂部位是大腿内侧。

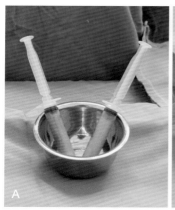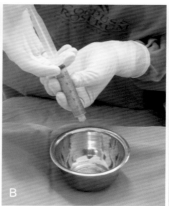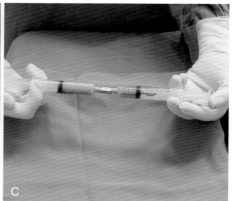

图 8-2 自体脂肪制备。A. 静置；B. 排出液体，保留脂肪；C. 通过转换器使脂肪颗粒更顺滑。

每侧大阴唇切取一个小口，来确保整个大阴唇范围内都能被覆盖到。切口不可过低，不然上极填充覆盖不到。图 8-3 展示了脂肪填充及塑形的过程。

熟练细致地进行填充非常重要，脂肪团块过大会发生坏死 / 囊肿形成。移植的脂肪要多层次多隧道均匀填充于大阴唇的深浅面，这对于预防术后凹凸不平与脂肪坏死非常重要。

在注射脂肪时，一只手持注射器，轻柔均匀地推动注射杆，另一只手引导移植的脂肪并随时塑形。

直至大阴唇脂肪移植达到预期效果后结束手术（图 8-4）。移植结束后，医生可用双手进行塑形按摩。

术后护理

术后 4 周肿胀基本消退，注射区域开始变柔软。4 周内建议患者不要进行高强度体育训练，禁止性生活。

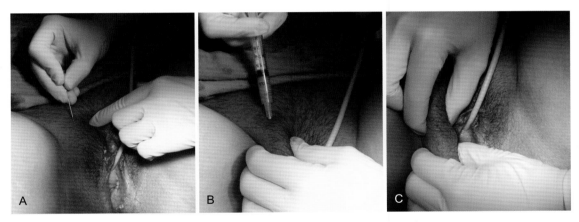

图 8-3　自体脂肪填充术。A. 将注脂针插入拟进行移植的部位；B. 填充自体脂肪；C. 塑形。

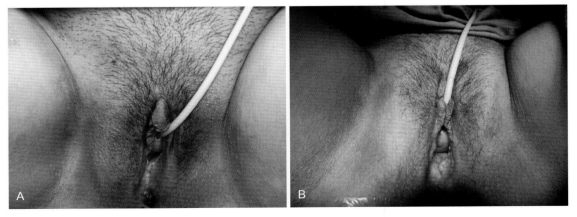

图 8-4　自体脂肪填充术。A. 右侧填充术后即刻；B. 两侧均填充后。

术后效果

　　大阴唇填充的主要目的是使其更加饱满年轻。自体脂肪填充可以达到这一要求 [9]，但脂肪存活量因人而异，因此需要告知患者可能需要再次填充才能达到满意的效果 [8]（图 8-5～图 8-7）。

问题与并发症

　　在脂肪移植的整个过程中，医生必须树立大阴唇的美学概念，即下极要薄一些，上极要宽一些。如果患者大阴唇非常松弛，皮肤过多，那么在移植脂肪的时候切记不可在大阴唇下 1/3 移植过多脂肪。这个错误非常容易犯，因为下极往往更加松弛，皮肤量也更多。

　　相比较其他增容术，自体脂肪移植术简单易行，瘢痕微小。但在不同个体脂肪吸收的比例差异很大，甚至很难预测。因此在术前咨询的时候要询问清楚。如果患者要求明显饱满的外观，则需要多次的脂肪移植才能达到满意效果。在这种情况下，二次脂肪移植术通常安

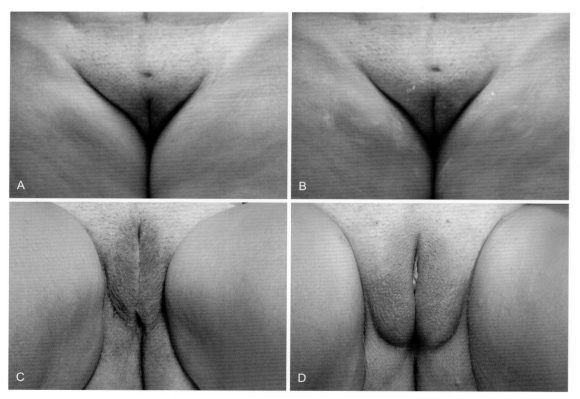

图 8-5　57 岁妇女同时进行了阴唇缩小术联合自体脂肪填充术。A、C. 术前；B、D. 术后。

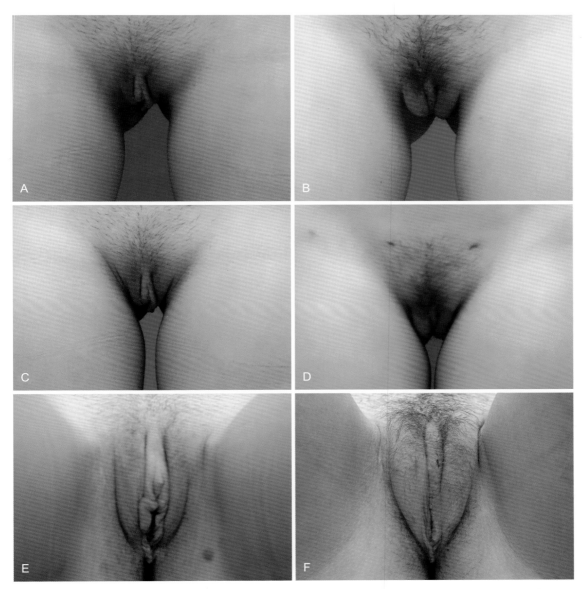

图 8-6　32 岁女性同时进行了小阴唇缩小术与大阴唇自体脂肪填充术。A、C、E. 术前；B、D、F. 术后。

排在首次术后 3 个月进行，术区血供恢复后再移植可以增加移植脂肪的存活率。

　　脂肪囊肿的发生率在 30% 左右。绝大多数不明显，只有患者自己能够摸得到。一旦发生，建议患者多做按摩，一方面可以减小囊肿体积，另一方面可减轻高敏性。

　　脂肪坏死的情况也可发生，如果处理不当可能会导致感染。一旦怀疑脂肪坏死，建议开放切口引流坏死液化的脂肪。脂肪坏死也可表现为炎症、疼痛，口服抗生素后常能够缓解。但是，如果症状持续存在，仍然建议实施脂肪切开引流术。

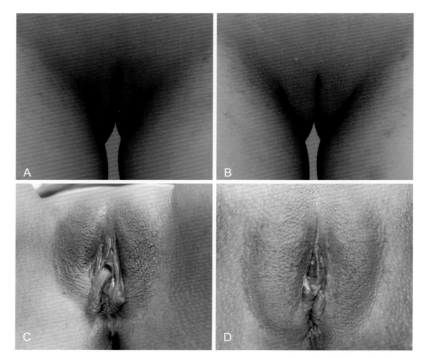

图8-7　32岁女性同时进行了小阴唇缩小术与自体脂肪填充术。A、C.术前；B、D. 术后。

总结

　　大阴唇自体脂肪填充术能明显改善外阴形态，且创伤小，瘢痕轻微，不损伤正常的敏感性[10]。掌握这一技术在女性外阴整形领域非常重要，且通常可以与其他治疗方案联合应用以达到更好的效果。

参·考·文·献

[1] Hamori CA. Aesthetic surgery of the female genitalia: labiaplasty and beyond. Plast Reconstr Surg 134:661, 2014.

[2] Mirzabeigi MN, Jandali S, Mettel RK, et al. The nomenclature of "vaginal rejuvenation" and elective vulvovaginal plastic surgery. Aesthet Surg J 31:723, 2011.

[3] Triana L, Robledo AM. Aesthetic surgery of female external genitalia. Aesthet Surg J 35:165, 2015.

[4] Coleman SR. Structural fat grafts: the ideal filler? Clin Plast Surg 28:111, 2001.

[5] Coleman SR. Hand rejuvenation with structural fat grafting. Plast Reconstr Surg 110:1731, 2002.

[6] Coleman SR. Long-term survival of fat transplants: controlled demonstrations. Aesthetic Plast Surg 19:421, 1995.

[7] Coleman SR. Facial recontouring with liposculpture. Clin Plast Surg 24:347, 1997.

[8] Lin JY, Wang C, Pu LL. Can we standardize the techniques for fat grafting? Clin Plast Surg 42:199, 2015.

[9] Triana L, Robledo AM. Refreshing labiaplasty techniques for plastic surgeons. Aesthetic Plast Surg 36:1078, 2012.

[10] Vogt PM, Herold C, Rennekampff HO. Autologous fat transplantation for labia majora reconstruction. Aesthetic Plast Surg 35:913, 2011.

第 9 章
大阴唇透明质酸填充术

Nicolas Berreni

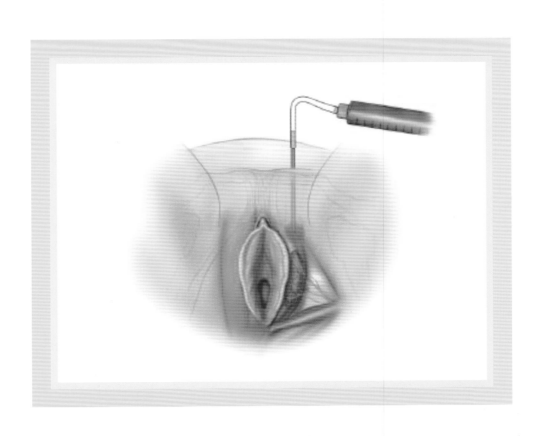

要点

- 使用透明质酸 (hyaluronic acid, HA) 填充大阴唇可以起到重建塑形的效果，这一技术安全有效且可逆。当然前提是外科医生优秀的解剖学基础，对外阴各部位功能的认知，对注射技巧的熟练掌握，以及注射针剂的品质等。
- 在外阴部位使用非生物可降解的产品来达到重塑年轻化的效果是一个重要方向，例如 HA 可以达到增容效果，与其他非手术方案联合将会是未来一个重要发展方向。

大阴唇在女性外阴中发挥着重要的保护作用，其中上部分保护内侧较弱的小阴唇，往下则紧密环绕在阴道周围。大阴唇的包绕可以避免小阴唇不必要的摩擦，尤其是某些运动（例如，骑马与骑自行车），或者穿紧身衣、塑身衣导致的摩擦痛。大阴唇萎缩是导致慢性外阴炎和外阴阴道干燥的重要原因，可导致患者不适，瘙痒及性交困难。不论是身体上，还是心理上甚至性生活上的不适，都可能影响到女性的性生活、性欲及自信度。

外阴的美观度在一定程度上取决于覆盖在耻骨上的阴阜软组织及大阴唇上部的形态。

女性对外阴年轻化的需求越来越大，在一定程度上是由于现在去除阴阜部位的毛发潮流导致的 [1]，同样有部分患者是希望去除年龄、生育及多种创伤留下的痕迹。熟练掌握外阴部位的解剖对外阴年轻化与重建手术至关重要。该区域深浅层次之间存在着错综复杂的关系，皮肤、黏膜、肌肉、韧带与筋膜之间连接紧密的同时又存在交叉，形成了一个个解剖与功能的亚单位 [2]。

解剖与组织学分析

大阴唇表面被覆复层鳞状上皮（角化且伴色素沉着），真皮层富含血管与皮脂腺、大汗腺，以及一层较深的平滑肌纤维：阴唇肉膜（图 9-1）。此外，还有皮下脂肪层，随着年龄的增加，大量减重都会导致该部位脂肪流失。它是一个富含血管的可半勃起的纤维脂肪组织，内部的弹力纤维可以将大阴唇向前向后及向两侧牵拉。重力作用对会阴的牵拉与大腿的反复摩擦都可导致大阴唇脂肪组织的萎缩。

随着年龄的增加，阴唇皮肤的真皮层厚度逐渐变薄，大阴唇皮下脂肪层逐渐"融化"或萎缩。组织容量的丢失加上皮肤的皱缩形成一个干瘪萎缩的外观。对小阴唇及阴道前庭功能的保护功能也会下降，并导致外阴阴道干燥，性交痛，以及长期摩擦导致的小阴唇肥

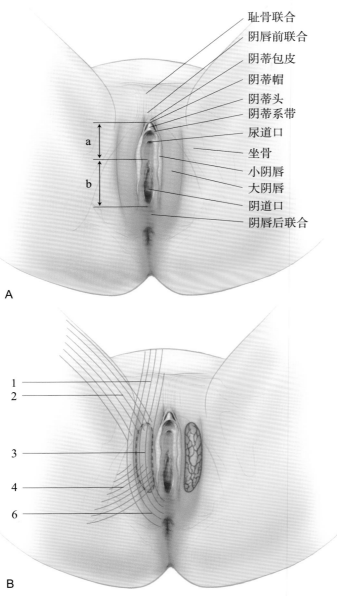

图 9-1 A. 外阴示意图；B. 去除真皮与皮下脂肪可以看到大阴唇脂肪垫（a，前庭尿道部；b，尿道膜部；1，耻骨阴蒂联合扩张术；2，腹股沟扩张术；3，阴唇脂肪垫；4，臀肌扩张术；5，会阴扩张术）。

厚 [3]。大阴唇张力减退与皮下脂肪萎缩导致整个大阴唇真皮的松弛，更有甚者，连带小阴唇外侧面真皮都会松弛。

　　重建大阴唇外观与功能基于以下几个不同的层次：

- 大阴唇真皮层的年轻化与面部皮肤年轻化的方案相似：

- 使用细针、滚针、微针或美塑枪将非交联或微交联的 HA 注射在真皮层内，也就是所谓的中胚层疗法。

- 使用自体富血小板血浆多点注射，或联合 HA 一起注射，已证实该疗法能够增加真皮层厚度，抚平细纹，减轻皱褶。

- 大阴唇真皮深层年轻化治疗主要是改善大阴唇的肌肉（肉膜）张力，重新恢复大阴唇年轻的状态。射频技术的热作用可以改善由于年龄增加或生产导致的外阴容积丢失，其作用机制主要是促进胶原新生，恢复平滑肌的张力（参见第 16 章）。

- 阴唇处皮下脂肪来自阴阜区的延续，用来凸显大阴唇，并更好地区分外侧的有毛区与内侧无毛区。皮下脂肪层分为两部分，浅层区和覆盖会阴的深层区。巴氏腺和勃起部位及其周围的肌肉与筋膜就位于会阴浅筋膜与会阴膜之间（或称为尿生殖膈下筋膜），且与深部的脂肪组织关系密切。球海绵体肌覆盖在前庭球上，坐骨海绵体肌分布在海绵体上部[3]（图 9-2）。

随着年龄的增加（绝经）、雌激素的衰退、大量减肥（产后瘦身），皮下脂肪层的厚度会逐渐变薄，而每天的轻微损伤（运动、紧身衣、脱毛）也会加快皮肤的老化。最终导致外阴皮肤的松弛，褶皱的加深。大阴唇有内外两个面，两面之间有一条明显的突起界限，同样也是富含皮下脂肪的组织。外观看上去像一个倒置的 V 形。

作为除了自体脂肪填充术外另一个有效的方案，注射 HA 可以明显改善脂肪萎缩。这

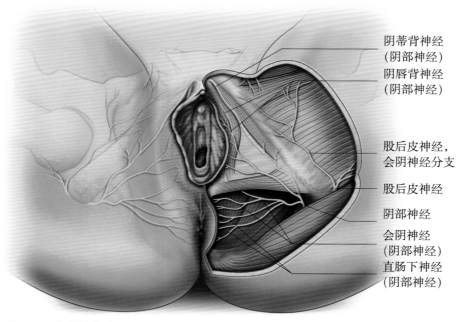

阴蒂背神经（阴部神经）

阴唇背神经（阴部神经）

股后皮神经，会阴神经分支

股后皮神经

阴部神经

会阴神经（阴部神经）

直肠下神经（阴部神经）

图 9-2　会阴浅筋膜与会阴膜。

种非手术的微创外阴年轻化治疗非常受欢迎，操作简单方便，没有特殊的设备要求，且效果确切。

适应证与禁忌证

适应证

- 年龄大于 18 岁的女性。
- 患者有大阴唇年轻化的需求或要求增加对阴道口和小阴唇的保护。

禁忌证

- 男性。
- 怀孕或哺乳期女性。
- 已知对注射成分过敏（例如 HA 和甘露醇）。
- 外阴阴道部位存在感染情况（细菌，病毒如疱疹或 HPV，或真菌）。
- 皮肤问题如注射部位的炎症等。
- 治疗区域之前填充过半永久或永久材料者。
- 近期在治疗区开展过外阴手术或有进展期的肿瘤患者。

HA 相对禁忌证

既往发生过自身免疫性疾病者、链球菌感染、心脏部位的急性风湿热等。

患者评估

术前评估患者大阴唇的萎缩程度，参考阴阜皮下脂肪厚度与小阴唇的突度来决定注射量。在美观与功能两者之间寻求一个平衡点。

术前设计与术前准备

术前第三天，使用含新霉素、多粘菌素 B 和制霉菌素的消毒剂阴道内冲洗。期间禁止刮除外阴部位的毛发。

对于外阴毛发特别旺盛的患者，可以术前 2~3 天稍作修剪。将其长度剪到小于 1 cm 为宜。

注射前，仔细消毒术区，至少消毒三遍，包括外阴部位皮肤、外阴口及阴道内（一般使用 10% 聚维酮碘，有时也会使用葡萄糖酸洗必泰或苯扎氯胺）。

手术技巧

麻醉

2% 利多卡因皮内注射，每点注射 0.2 ml。这些注射点后面还会使用，因此在注射针走行的皮下通道内作者也会注射部分麻醉药（大部分注射 0.3 ml），可以沿着术前标记的线进行浸润麻醉。

标记

根据医生站立的位置与喜好，可以选择几个不同的进针点。图 9-3 展示了几个在解剖上比较安全且常用的注射点。上面的点作者一般选择阴阜中线旁开 2~3 指的位置，从阴阜向阴唇后联合高度画一条垂线，左右各一个。下方的点作者选在小阴唇旁开 2 cm 的位置，平阴唇后联合的高度。患者取截石位时，这个注射点可以满足医生由下向上进针，并扇形地向外阴各部位注射填充剂。

在皮肤上用虚线标记注射针走行的路径。方向应该是倾斜的，指向会阴淋巴结，避免过多地注射在阴唇缘与外侧的阴股沟内。在后联合下方高于会阴中心的位置避免注射。

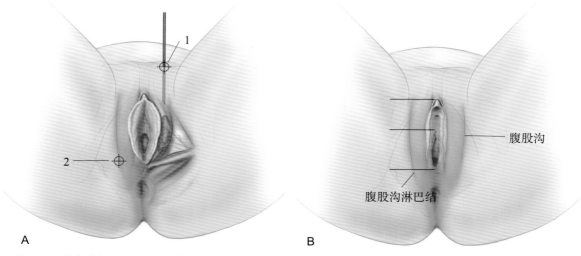

图 9-3 注射点标记。A. 最上点（1 和 2）。注射层次为皮下浅筋膜与深筋膜和球海绵体肌之间；B. 最下点。

患者体位

患者可以采用妇科检查体位，两腿轻轻分开。或仰卧于简单的治疗床上（图 9-4）。这一体位有些像做骨盆检查，坐在一把高脚椅上（一台电动的可调的治疗椅对检查与手术非常重要）。当进行自体脂肪填充时，作者喜欢站在注射侧进行操作。

操作技巧

物品准备

需要准备以下物品（图 9-5）：

- 注射针：长度 13 mm、20 mm、25 mm；内径 17~30 G。
- 套管针：长度 80 mm；内径 18 G。

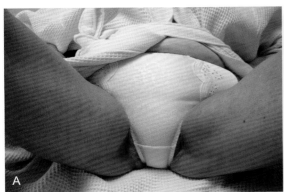
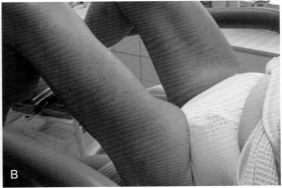

图 9-4　A. 像妇科检查一样，术者站在患者对面；B. 作者更喜欢患者坐在治疗椅上，医生站在患者的侧面的操作方式。

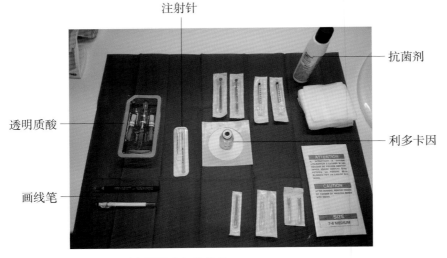

图 9-5　手术需要准备的物品。

- 2% 利多卡因。
- 无菌纱布，手套。
- HA 注射针剂：2 ml 注射器。
- 画线笔。

透明质酸

HA 是一种高分子阴离子聚合物，属于硫酸化糖胺聚糖家族的一种，它的结构取决于双糖序列的线性重复的情况（D- 葡萄糖醛酸和 D-N 乙酰葡糖胺）。

HA 可以在体内合成，它存在于多种组织中，且发挥着重要的功能：包括保持结缔组织的黏弹性，如关节内的滑膜液与眼睛内的玻璃体等；组织的锁水性，尤其是真皮层、黏膜、黏膜下组织；水运输；细胞外基质中的蛋白多糖组织；组织修复；参与细胞分离过程中的多种受体介导的功能，肿瘤与炎症的管理[4]。HA 一个重要的特性是跨物种的保护作用。在不同的门属种类中，HA 的结构都是相同的，不管是假单胞菌黏液、蛔虫，还是哺乳动物如大鼠、兔子和人[5]。

内源性的 HA 的逆转录有赖于 HA 合成酶（1、2、3 亚型），透明质酸酶的反应是非常迅速的（Hyal 1、Hyal 2 和 Hyal 3）：通常 HA 半衰期从软骨处的 3 周到真皮内的 2 天不等[6]。20 世纪 90 年代初当 HA 针剂推向市场时，它的快速代谢特性是限制临床应用的重要原因。因此，如何延长它的降解期就显得尤为重要，而延长疗效的关键就是 HA 的交联技术。简单来说，就是 HA 分子与交联剂的化学反应。目的是形成一个有共价键的、稳定的化学键，使 HA 纤维更紧密。通过交联，大大降低了透明质酸酶进入 HA 内部的概率。共价键的不同影响到产品的流变能力，尤其是黏度与弹力系数。目前，市面上比较成熟的产品多是应用环氧丁烷、聚乙二醇，或 1，4- 丁二醇二缩水甘油醚交联的 HA。

在妇科，HA 最早用作预防术后盆腔粘连[7]。此外，HA 也作为保湿润滑凝胶外用或注射来治疗性交痛[8]。随着整形外科的发展，以 HA 为主要成分的填充剂越来越广泛地应用于面部。用它来治疗老年性的外阴脂肪萎缩听起来也非常符合逻辑。而且，大阴唇萎缩是治疗的最佳适应证。关于大阴唇自体脂肪填充的文献是很多的[9-11]，手术需要在专门的无菌手术室进行，由于脂肪不能完全成活通常在早期要轻度矫枉过正。为了避免这些复杂的操作，HA 为主的填充剂的出现使操作更为容易。

HA 填充大阴唇需要在皮下脂肪层内进行。大阴唇皮下脂肪分为浅、中、深 3 层（图 9-6）。HA 注射时要根据这一区域特定的解剖层次进行。面部脂肪层内填充的产品是否能够直接用来填充在大阴唇内？目前尚无关于大阴唇部位的脂肪细胞遗传特性的研究，但是从解剖学角度来说，大阴唇皮下脂肪与浅层 Camper 筋膜、深层 Colles 筋膜（与大阴唇部位的 Scarpa 筋膜相似）连接紧密。Colles 筋膜是腹壁筋膜浅层向下延伸的一部分，附着在坐骨耻骨肌支与泌尿生殖膈上，因此这一脂肪间室受到很大的机械约束。阴唇受到的机械张力主要

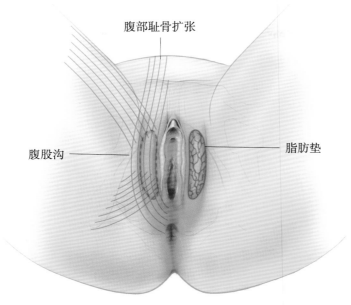

腹部耻骨扩张

腹股沟

脂肪垫

图 9-6　脂肪垫与各筋膜的范围。

来自于地心引力、体重、大腿的摩擦、过多的行走、体育锻炼，以及腹部收缩对会阴的压力等。

此外，从解剖上来说，大阴唇具有很好的保护与减震的作用。从以上结论来说，大阴唇的脂肪与面部脂肪是截然不同的。因此，在会阴部位的 HA 填充要遵循这一部位的解剖特点，尽量避免注射物的移位。

由于外阴部位特殊的解剖，以及对功能和性生活的需求，尤其是大阴唇部位，医生在选择产品的时候要格外小心。许多注射 HA 针剂标注为"容量填充型"，包括 Voluma，可作为这一部位的最佳适应证，除此之外，还有 Belotero（Merz）、Sculptra（Sano）以及 Radiesse（Bioorm Medical）。但是，这些填充剂中 FDA 批准的适应证是面部年轻化，虽然在外阴部位注射也能达到很好的效果，但仍然属于超说明书使用。在应用时，需要严格把控适应证，注重合法性与安全性。目前，仅有一种外阴部位的注射产品（Desirial Plus，Vivacy）通过了临床试验并获得了欧洲的官方认证，但尚未通过美国的 FDA 批准。该产品也含有甘露醇，甘露醇是一种植物提取成分，它可以延缓透明质酸酶对 HA 的降解，减少注射时产生的活性自由基。

作者通常会使用 Desirial Plus 来做外阴的塑形。目前该产品已经通过了几轮的临床试验。最终的产品需要经过专业的物理化学特性的检测后才能上市，包括黏度、分子量、浓度（21 mg/g）、单向特异性、弹性、流动性、交联状态、吸湿性等。基于上述这些特性，容量填充型的产品更适合在外阴部位应用。

由于 HA 类填充剂与颗粒脂肪的流变性具有很大差异，因此在填充量方面不能直接等量计算。2011 年，Vogt 等[11] 发表了一篇病例报道，文中使用 52 ml 的自体脂肪来矫正大阴唇不对称。在 HA 填充时是不可能使用这么大剂量的。由于 HA 高黏度的特性可以达到 4 倍于自体脂肪移植的效果。所以一般的换算标准是 HA 与脂肪的比例为 1∶4。HA 填充剂也可以用于自体脂肪填充术后的细微调整。

方法

2% 利多卡因局部浸润后，等待几分钟使麻醉药充分发挥作用。用 27 G 针头刺破皮肤做引导，使用长 8 cm 的 18 G 填充针进行填充。整个针走行在事先画好的皮下注射隧道内，从下向上退行注射 HA（图 9-7）。

这一方法的优势是在拇指与示指固定两侧皮肤，填充的时候能够直观地看到产品的填充效果，并可以实时调整产品的分布。

注射结束后，适度的按摩注射区域，使产品分布更均匀，外观更和谐美观。

术后护理

术后建议患者不要进行性生活、洗澡、游泳与运动，1 周内不要穿过紧的内裤。

术后结果

这是一例 25 岁的女性，自觉外阴部位皱褶明显，严重影响美观与性生活（图 9-8）。作者在两侧大阴唇部位分别注射 2 ml HA（Desirial Plus）。

这是一例 45 岁的女性，妇科病理活检后采用孕激素替代治疗 10 年。治疗对外阴部的

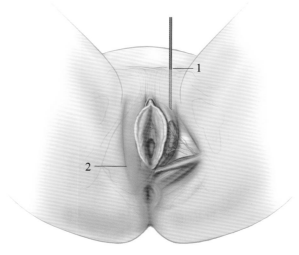

图 9-7　从最上方插入注射针。

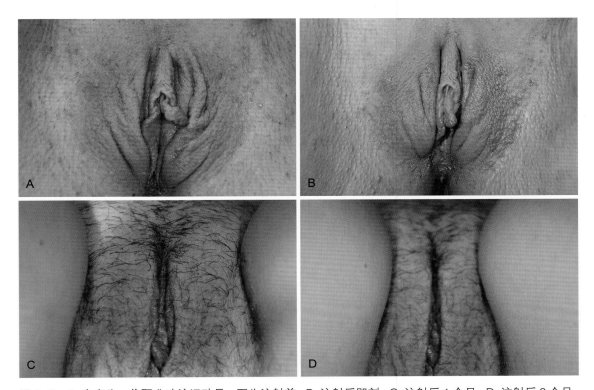

图 9-8　A. 患者为一位职业冲浪运动员，图为注射前；B. 注射后即刻；C. 注射后 1 个月；D. 注射后 3 个月。

真皮影响很大，阴唇明显萎缩。作者在每侧大阴唇注射 2 ml HA（Desirial Plus）（图 9-9）。

图 9-10 展示了 Desirial Plus 注射后的效果，且患者反映治疗后对功能改善效果显著。

问题与并发症

在第 8 章中作者详细介绍了大阴唇自体脂肪填充术相关的并发症。与自体脂肪填充术

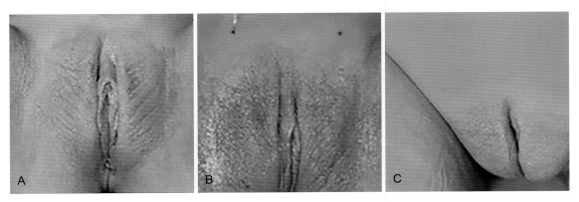

图 9-9　A. 注射前；B. 注射中；C. 注射后 6 个月。

不同，HA 填充的并发症非常少见，即便出现，通常跟技术操作相关。Desirial Plus 填充大阴唇后的并发症主要是医生技术差，以及填充剂分布不均匀导致的。包括注射团块，难看的大阴唇的变形，例如"布丁"样、柱形或"睾丸"状大阴唇。

HA 注射在大阴唇脂肪垫内可能会导致血肿、囊肿、痛性淋巴管炎，或者填充物异常分布导致的包块或结节。例如"袜子"征或"药片"征。

从理论上来说，跟面部填充 HA 一样，包块或肉芽肿可能是炎症刺激或自身免疫高反应导致的，如果考虑是这两方面的原因，那么就要给予积极的对症治疗（糖皮质激素）或手术切除。

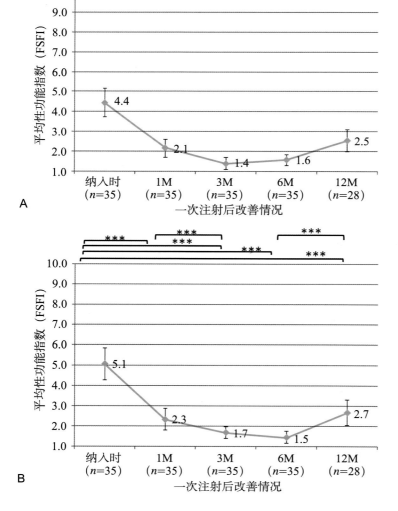

图 9-10　35 例患者，单次注射 Desirial Plus 后皮肤瘙痒症状与炎症改善情况及持续效果。A. 瘙痒；B. 炎症。

医生要提升自己在大阴唇这一特殊部位的注射技巧，术前要标记好安全区域。大多数并发症都是非常轻微的且易于处理的（表 9–1）。应谨记，由于层次定位不准确将产品全部注射到坐骨直肠窝脂肪垫内的情况也是发生过的（图 9–11）。

表 9-1　Desirial Plus 注射的不良反应

不良反应	发生率（%）
瘀斑（轻至中度）	3
疼痛（轻至中度）	6
一过性水肿（轻至中度）	9
按摩塑形时疼痛（轻至中度）	6
红斑（轻至中度）	9

注：通常一过性的反应不会持续太久。临床上超过 50 例患者的注射结果证明了不良反应的发生率 <10%，且与其他注射的不良反应率相近。

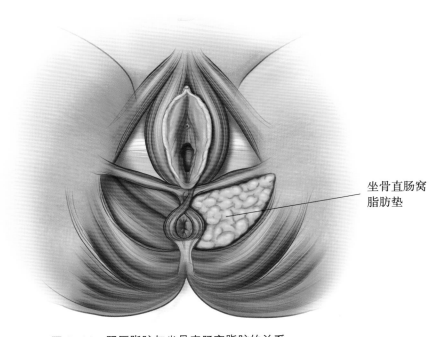

坐骨直肠窝脂肪垫

图 9-11　阴唇脂肪与坐骨直肠窝脂肪的关系。

参·考·文·献

[1] Herbenick D, Schick V, Reece M, et al. Pubic hair removal among women in the United States: prevalence, methods and characteristics. J Sex Med 7:3322, 2010.

[2]　Nicolas Berreni. The aesthetic gynecology, an innovation. Université Nice Sophia Antipolis, 2013.

[3]　Kamina P. Anatomie clinique de l'appareil génital féminin. Encyclopedia Gynecological Surgical Medicine, 1993.

[4]　Kogan G, Soltes L, Stern R, et al. Hyaluronic acid: its function degradation in in vivo systems. In Atta-ur-Rahmanm, ed. Studies in Natural Product Chemistry, vol 34. Philadelphia: Elsevier Science, 2008.

[5]　Price RD, Berry MG, Navsaria HA. Hyaluronic acid: the scientific and clinical evidence. J Plast Reconstr Aesthet Surg 60:1110, 2007.

[6]　Garg HG, Hales CA. Chemistry and Biology of Hyaluronan. Oxford: Elsevier Science, 2004.

[7]　Haney AF, Doty E. A barrier composed of chemically cross-linked hyaluronic acid (Incert) reduces postoperative adhesion formation. Fertil Steril 70:145, 1998.

[8]　Morali G, Polatti F, Metelitsa EN, et al. Open, non-controlled clinical studies to assess the efficacy and safety of a medical device in form of gel topically and intravaginally used in postmenopausal women with genital atrophy. Arzneimittelforschung 56:230, 2006.

[9]　Goodman MP. Female cosmetic genital surgery. Obstet Gynecol 113:154e, 2009.

[10]　Goodman MP, Placik OJ, Benson RH III, et al. A large multicenter outcome study of female genital plastic surgery. J Sex Med 7(4 Pt 1):1565, 2010.

[11]　Vogt PM, Herold C, Rennekampff HO, eds. Autologous fat transplantation for labia majora reconstruction. Aesthetic Plast Surg 35:913, 2011.

第 10 章
女性外阴整形术相关并发症

Christine A. Hamori

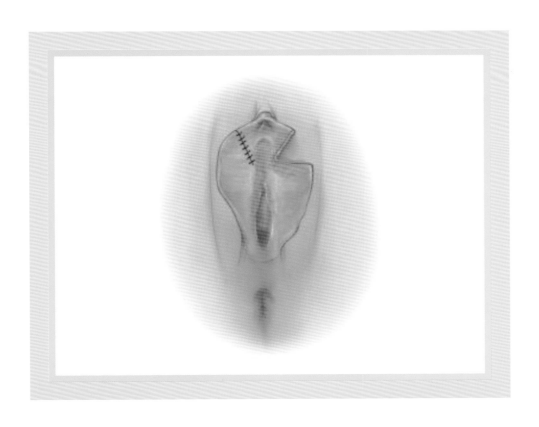

要点

- 外阴整形术并发症的发生率很低，仅在 2%~4%[1, 2]。
- 小阴唇缩小术是一项非常安全有效的手术。并发症通常发生于抽烟或肥胖者。不论是边缘切除术还是楔形切除术，伤口裂开都是最常见的并发症。
- 大的血肿很少见，一旦发生要在手术室切开引流。小血肿通常可以自行吸收，但是通常会伴有瘀青与疼痛症状。
- 其他并发症例如瘢痕增宽、穿孔、"硬币槽"、蹼状瘢痕以及色素不均匀等情况好发于小阴唇楔形切除术后。
- 小阴唇边缘切除术的并发症包括轮廓的不规则、阴唇切除过度以及"假阴茎畸形"。
- 自体脂肪与填充剂，可以改善阴阜与大阴唇部位由于容量丢失导致的外观不佳，但通常需要与其他方案联合治疗。脂肪坏死的情况很罕见但不可排除。
- 大阴唇缩小术的并发症包括明显的瘢痕及外阴沟壑。组织去除量要保守，配合无张力缝合来尽量避免这些并发症。

一般来说，外阴整形术的并发症发生率很低，在 2%~4%[1, 2]。在这一解剖区域，神经位置较深且被组织包裹不易损伤（图 10-1）。并发症的发生主要与手术相关。由于小阴唇手术是女性外阴整形中最常见的手术，因此，并发症率也主要是小阴唇缩小术的并发症的发生率。在 Alter[2] 报道的一篇 407 例小阴唇缩小术的研究中认为，二次手术修复率为 2.9%。

小阴唇缩小术并发症

楔形切除术并发症

小阴唇缩小术是缩小小阴唇体积，改善前突的手术，手术安全有效。并发症不多但时有发生，医生必须掌握如何处理。小阴唇楔形切除术中有 4% 的患者需要进行二次修复[2, 3]。包括血肿、切口裂开、穿孔、色素不均、瘢痕过宽（图 10-2~图 10-6）。在高 BMI 肥胖患者与吸烟患者中发生伤口愈合问题的概率明显增高，对于这些患者，手术方案最好采用边缘切除术。因为，在边缘切除术中很少发生伤口愈合不良的并发症。

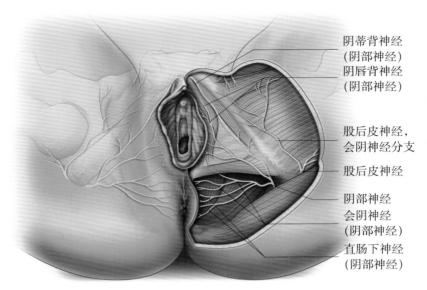

阴蒂背神经
（阴部神经）

阴唇背神经
（阴部神经）

股后皮神经，
会阴神经分支

股后皮神经

阴部神经

会阴神经
（阴部神经）

直肠下神经
（阴部神经）

图 10-1　女性会阴部位深浅神经分布。

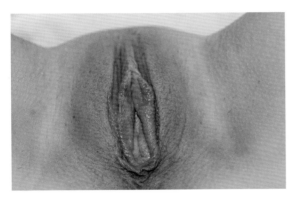

图 10-2　33 岁吸烟患者，小阴唇楔形切除术后 8
周右侧蹼状畸形（部分裂开）。

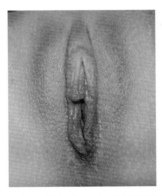

图 10-3　22 岁吸烟女性，小阴唇楔形切除术后 4
个月，右侧小阴唇明显缺口畸形。

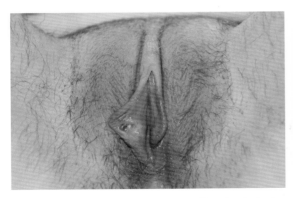

图 10-4　18 岁吸烟患者，小阴唇楔形切除术后 8
周，小阴唇穿孔。

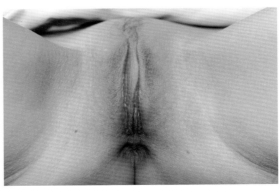

图 10-5　42 岁女性，小阴唇楔形切除术后 2 年，
瘢痕增宽，伴色素脱失。

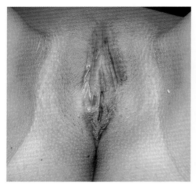
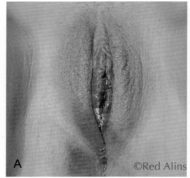
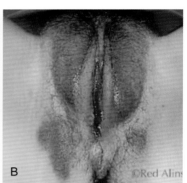

图 10-6 25 岁吸烟患者，小阴唇楔形切除联合大阴唇缩小术后 4 个月，色素不均匀，瘢痕增宽，蹼状边缘，阴道口狭窄。

图 10-7 两位患者术后第一天。A. 轻度瘀青；B. 中度瘀青。

瘀青与血肿

小阴唇术后一周内瘀青是非常常见的。对于特别容易出现瘀青的患者可以在围手术期服用山金车（Arnica montana）减少出凝血时间。术后会阴真正的大血肿是非常少见的（图 10-7）。多数是伴疼痛、局部肿胀、触感柔软的小血肿。如果出现血肿，患者通常会非常害怕。患者可以用手机拍个照片发送给医生，来帮助医生决定是否采取措施。小的血肿通常会自行吸收不用处理，但有时候黑色的"曲轴箱油"样瘀血（有色液体）会慢慢渗出到切口部位，几天甚至几周都不消退。在体检时如果发现这种情况，要事先告诉患者。小阴唇的血肿通常是不对称的，有些患者会担心影响术后小阴唇的对称性。此时医生的安抚对减轻患者的担忧至关重要。冰敷、加压包扎、密切的观察是防止血肿进一步增大的主要措施。

大的血肿通常在术后 24 小时内形成（图 10-8）。就作者的经验来说，术后血肿更易发生在大阴唇缩小术后。大阴唇筋膜层疏松，存在潜在腔隙，如果止血不彻底血液积聚会形成很

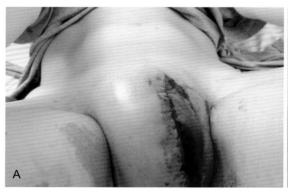
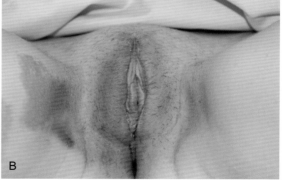

图 10-8 A. 24 岁女性大阴唇缩小术后 8 小时发生巨大血肿；B. 积极处理引流后 2 周。

大的血肿 (图 10-9)。一旦发生就要积极的处理,最好是在全麻下进行。冲洗血块、彻底止血、放置引流管可防止血清肿再度形成。当拔除引流管,肿胀消退后,术后的效果即可显现。

切口裂开

小阴唇楔形切除术最常见的并发症是切口裂开和缺口畸形[2]。尤其是在吸烟与肥胖患者中更为常见。仔细询问患者的吸烟史与体重管理情况是阴唇手术前重要的环节 (建议至少术前 8 周禁烟)。

切口裂开和缺口畸形最常发生在楔形切口的远端 (图 10-3)。黏膜容易反转,从而阻止了黏膜下组织的靠近与愈合。用 4-0 单乔缝线进行真皮内间断缝合可以大大降低切口裂开与瘢痕增生的风险。张力是导致伤口裂开的重要原因;因此在去除组织量的时候要相对保守一些。去除后的阴唇瓣缝合几乎无张力或以张力很小为宜。5-0 单乔缝线沿切缘进行垂直褥式缝合可以大大减低伤口裂开与形成缺口畸形的风险。

对于发生切口裂开风险比较高的患者,如吸烟者或肥胖患者,最好选择小阴唇边缘切除术。边缘切除术不会产生像楔形切除术的深伤口,因此,即便发生伤口愈合不良的问题,也通常不需要用二次手术去干预。楔形切除术后伤口裂开一般仅去除不佳的边缘 (修剪突出的部位使它顺滑),而不再将楔形切口重新打开缝合,主要是一旦全部打开二次缝合,伤口再度裂开的概率会更高。

瘢痕变宽

绝大多数小阴唇楔形切除术患者瘢痕都愈合良好。但是,如果缝合的时候有张力,术

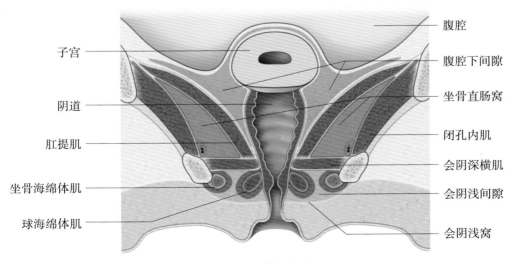

图 10-9 会阴肌肉分布与潜在腔隙。

后瘢痕变宽增厚的风险还是很高的（图 10-10）。要想手术切除这些瘢痕是很难的，因为切掉了组织会产生更大的张力，从而形成更明显的瘢痕。对于增厚的瘢痕可以注射小剂量的糖皮质激素治疗，当然发生在小阴唇的概率是非常低的。

穿孔

小阴唇穿孔（开窗、裂缝、圆环等）的并发症通常发生在楔形切口线附近。主要发生在黏膜下组织过度去除的患者（图 10-11）。这些穿孔的并发症也容易发生在去表皮小阴唇缩小术后。其他的情况包括过紧的贯穿缝合，导致伤口血供丧失、愈合不良等。因此，在缝合打结时张力要小。为了进一步降低此类并发症，黏膜下组织去除量要保守，剩余阴唇瓣真皮要对合良好。只有一种情况例外，那就是非常肥厚的小阴唇，需要去除臃肿的（黏膜下）组织来达到美学效果（图 10-12 和图 10-13）。

小的边缘不平或缺口畸形周围有足够的组织可以修整后一期缝合。对于比较大的广泛

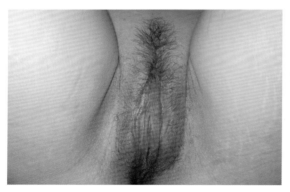

图 10-10　24 岁女性大阴唇缩小术后 8 周出现瘢痕增生。

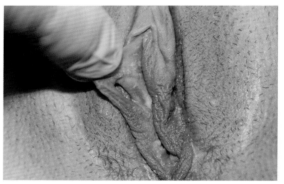

图 10-11　30 岁女性小阴唇楔形切除术后 8 周发现小阴唇穿孔。

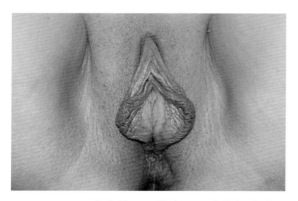

图 10-12　49 岁女性肥厚的小阴唇边缘与黏膜下组织。

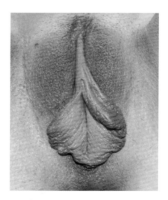

图 10-13　22 岁女性肥厚的黏膜下组织，两侧小阴唇不对称，伴后方阴唇系带。

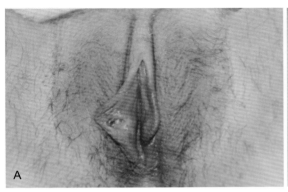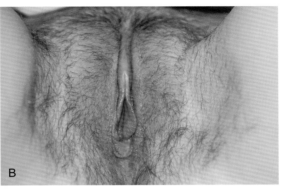

图 10-14　A. 29 岁女性小阴唇楔形切除术后穿孔，予以边缘切除术；B. 术后 8 周。

分布于整个切口的缺口畸形则需要沿畸形边缘整个切除。这种改良的小阴唇边缘切除术会显著降低小阴唇的凸度，在一些较大的缺口畸形患者中并不适用。如果伤口全层裂开至楔形切除的基底部，那么需要从残存的小阴唇或阴蒂包皮处设计局部皮瓣来进行修复[4]。

投币孔畸形

过度的楔形去除小阴唇可能会导致轻度的裂缝状或投币孔外观（图 10-15）。这种外观在沿海地区非常流行，如加利福尼亚和佛罗里达。从事娱乐业的女性尤其喜欢这种

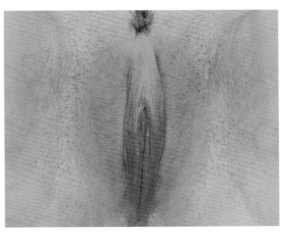

图 10-15　30 岁女性小阴唇楔形切除术后阴蒂包皮向后收缩，发生了投币孔畸形。

"芭比外观"（参见第 5 章）。但有些人也认为这种投币孔外观是很不自然的。另外，过度楔形切除小阴唇会将阴蒂包皮向下拉并覆盖阴蒂头。这会降低阴蒂的敏感性。矫正方案包括沿阴蒂包皮背部设计倒向 V 形切口，缩短阴蒂包皮的长度，从而达到合适的包皮覆盖程度。

蹼状畸形

后方蹼状畸形好发于小阴唇与后方阴唇系带汇合处（图 10-13）。由于性交时阴道口后方的撞击，患者会感觉到摩擦不适感（图 10-16）。解决办法包括矢状切开蹼状畸形转移皮瓣松解后方的小阴唇。术前标记这一特殊的解剖结构并在设计楔形切口时尽量避免这一并发症。术前告知患者手术瘢痕的位置，与小阴唇楔形切口相比，这一部位通常需要更长的时间才能完全恢复。

色素不匹配

会阴周围色素分布情况因人而异。小阴唇通常是这一区域颜色最深的部位。楔形切除术后保留的小阴唇（前面和后面部分）应与周围颜色相匹配。切口部位颜色不匹配会产生一种突然的颜色改变或条纹观（图 10-17）。如果患者非常介意小阴唇的色素沉淀，那么优先考虑做小阴唇边缘切除术。楔形切除联合边缘切除术可以解决阶段性的色素沉淀。大多数色素不均都可以自行改善，但通常需要 6~12 个月的颜色过渡才能显得比较平滑。

治疗这种色素不均或色素条带非常困难，少数患者用对苯二酚进行漂白可以达到不错的效果。对于效果不佳的患者可以二次切除小阴唇边缘来修整。

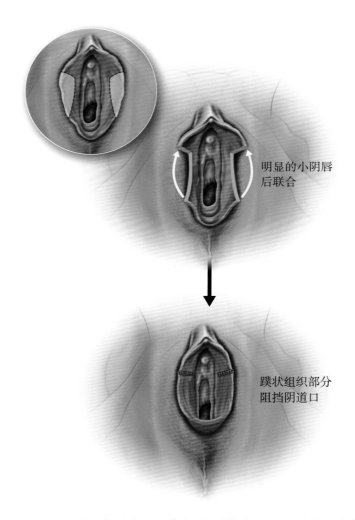

明显的小阴唇
后联合

蹼状组织部分
阻挡阴道口

图 10-16　楔形切除术后形成的后方蹼状畸形。通常患者后方存在阴唇系带或明显的阴唇联合，楔形切除术后可导致性交时不适感。要尽量避免楔形切除时将后方阴唇过度上提。在缝合好楔形切口后，矢状切开阴唇后联合，形成左右两片小阴唇。

小阴唇边缘切除术的并发症

小阴唇缺失

相对来说，小阴唇边缘切除术更容易操作，但并发症也时有发生。最常见的就是过度去除小阴唇边缘导致的并发症，甚至会导致整个小阴唇缺失。特别是，小阴唇上 1/3 部分回缩率明显高于下 2/3，因此在术前标记的时候要格外留意。避免使用组织钳牵拉剩余的小阴唇来决定去除的组织量。与色素沉淀性角质化的部分相比，小阴唇内部粉色湿润的黏膜组织很少，开始于两侧并向内闭合。手术时去除合适的边缘组织量非常重要，如去除过多的黏膜可能会导致组织的外翻，从而引起阴道干燥及性交不适。

假阴茎畸形

对于本身阴蒂包皮比较大的患者来说，单纯的只切除小阴唇边缘可能会导致术后阴蒂包皮的前突畸形（图 10-18）。患者会诉通过镜子在这个区域看到"一个阴茎"。边缘切除术不像楔形切除术那样能够减轻阴蒂包皮的前突。因此，在单纯进行边缘切除术后，之前巨大的阴蒂包皮与阴蒂系带就会显得更加明显。因此，在术前一定要告知患者此类风险。阴蒂包皮与阴蒂系带结合部是一个复杂的美学结构，需要花更多的精力来重新塑造这一区域。预防措施包括在进行边缘切除术中恰当地锚定阴蒂包皮与小阴唇，减少两者之间的相互影响 [5]。

对于阴蒂包皮比较明显的患者，在进行小阴唇边缘切除术时要进行扩大切除术，缩小阴蒂包皮的同时将其向后固定到恰当的解剖位置。如果剩余的小阴唇足够，可以楔形切除部分阴蒂包皮，并将小阴唇固定在更后面的位置来解决这个问题。

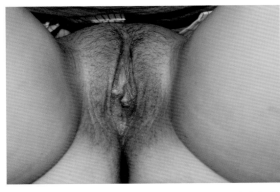

图 10-17　23 岁女性楔形切除术后 2 周，缝合部位产生色素条带。

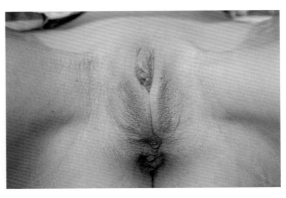

图 10-18　41 岁女性过度去除小阴唇边缘后 10 个月伴发假阴茎畸形。

脂肪移植填充的并发症

使用自体脂肪填充阴阜与大阴唇部位可以增加外阴体积，呈现一个更为年轻化的外观。移植的脂肪存活情况差异很大。在术前要告知患者术后 6~8 个月可能需要进行二次移植，脂肪坏死导致包块或囊肿的可能性不大，尤其是在使用恰当的技术后（Coleman 技术、小的管径、缓慢注射）。对于持续的脂肪坏死或炎症，需要手术切除病灶。

透明质酸填充剂与富含钙离子的填充剂可以显著增加大阴唇体积。填充的量越多，相对来说花费就越高（一般要 3~8 支）。并发症包括瘀青以及注射部位的疼痛。填充剂吸收过程中出现的不对称外观需要更多的针剂来矫正。相对来说，透明质酸类的填充剂就更有优势，如果大阴唇残留过多的透明质酸，可以在注射前先用透明质酸酶进行溶解。迄今为止，尚无关于该部位填充剂栓塞的报道，但是皮下层以及真皮深层的粗大血管部位仍存在风险，需提高警惕。

大阴唇缩小术的并发症

明显的瘢痕

明显可见的矢状瘢痕是大阴唇缩小术后最常见的并发症（图 10-19）。瘢痕的位置对于术后是否美观至关重要。阴毛沿两侧阴股沟对称分布，切口线要设计在阴毛覆盖区的内侧。切除要连贯并轻度倾斜，或者采用真皮内缝合使皮瓣轻微内翻，将瘢痕隐藏在大阴唇隆突的阴影内（图 10-20）。

阴道沟壑

过度去除大阴唇可能会导致阴道口张开，阴道干燥（图 10-21）。

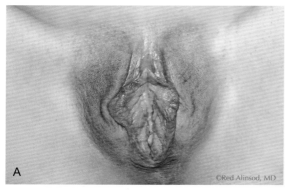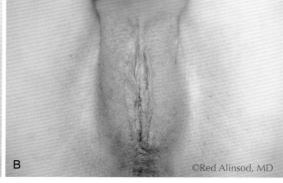

图 10-19　A. 大阴唇缩小术前；B. 术后明显的瘢痕。

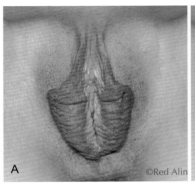
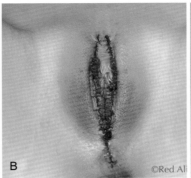
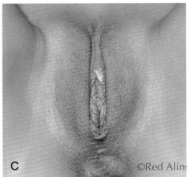

图 10-20　恰当的大阴唇缩小术的术后瘢痕。A. 术前；B. 术后即刻；C. 最终效果。

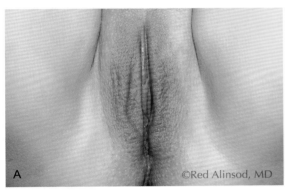
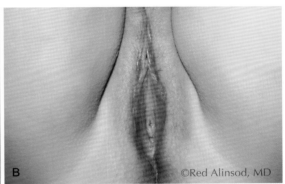

图 10-21　过度去除的大阴唇。A. 术前；B. 术后。

手术时尽量靠近阴唇间沟切开，向两侧分离皮瓣可以在一定程度上避免过度地去除大阴唇组织。当分离到合适范围后，向内侧铺平皮瓣决定拟去除的皮肤量。将拟去除的皮瓣分为多个三角形的部分分别去除（夏威夷裙式切开法），缝合阴唇间沟切口（图 10-22）。

一个年轻的大阴唇外观是饱满圆滑的（图 10-23），而不是扁平晦暗的。因此，手术切除量要相对保守。

二次手术

对于再次进行手术的患者来说，首次手术的瘢痕可能会破坏原有的解剖结构。术前需要仔细评估整个外阴的结构。剩余的阴唇组织是非常重要的，直接关乎再次修复的效果。例如，在小阴唇楔形切除术伤口裂开的患者，通常需要在去除原有瘢痕的同时将剩余小阴唇边缘进行修整。

总的来说，外阴整形术后瘢痕增生的风险比较低。大阴唇术后的瘢痕会在一定程度上拉宽，尤其是在有张力的情况下更是如此。小剂量的曲安奈德可以有效改善瘢痕平整度。其他的手段包括文身来遮盖瘢痕或者使用点阵激光促进皮肤新生改善色差等。另外，在有些情况下也可以考虑手术切除瘢痕，分层缝合来降低瘢痕愈合过程中的张力。

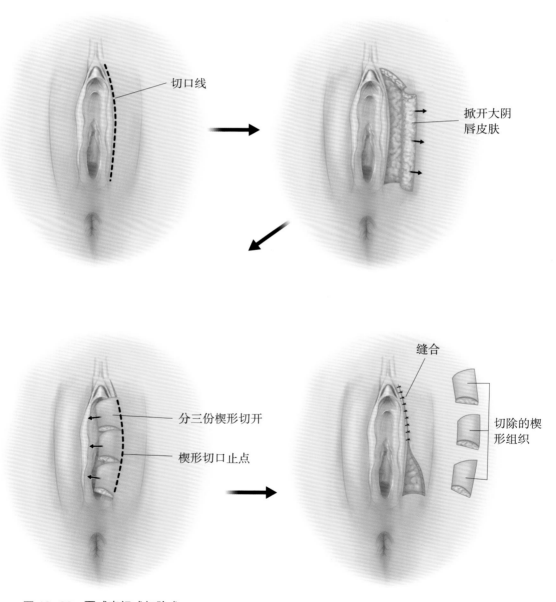

图 10-22　夏威夷裙式切除术。

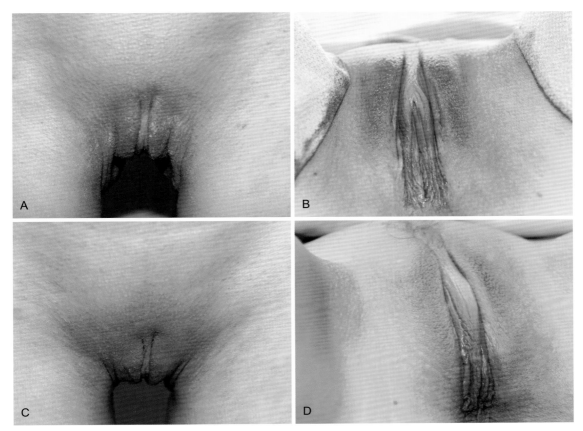

图 10-23 A、B. 42 岁女性大阴唇阴阜自体脂肪填充前。阴阜共注射 18 ml 脂肪，两侧大阴唇各 12 ml；C、D. 注射术后 4 个月。

参·考·文·献

[1] Goodman MP, Placik OJ, Benson RH III, et al. A large multicenter outcome study of female genital plasic surgery. J Sex Med 7:1565, 2010.

[2] Alter GJ. Aesthetic labia minora and clitoral hood reduction using extended central wedge resection. Plast Reconstr Surg 122:1780, 2008.

[3] Goodman MP. Female genital cosmetic and plastic surgery: a review. J Sex Med 8:1813, 2011.

[4] Alter GJ. Labia minora reconstruction using clitoral hood flaps, wedge excisions, and YV advancement flaps. Plast Reconstr Surg 127:2356, 2011.

[5] Triana L, Robledo AM. Aesthetic surgery of female external genitalia. Aesthet Surg J 35:165, 2015.

第11章
会阴成形术与阴道成形术

Marco A. Pelosi Ⅲ, Marco A. Pelosi Ⅱ

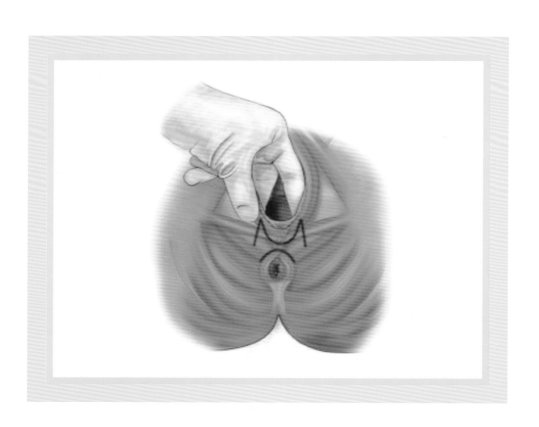

要点

- 会阴成形术是通过收紧皮肤，并修复阴道口松弛损伤的肌肉，将大阴唇向后汇聚收拢的手术。
- 阴道会阴成形术主要是收紧阴道下端和阴道口附近的肌肉和皮肤。
- 这两种手术（会阴成形术与阴道会阴成形术）会阴的皮瓣均在皮下脂肪层内操作，而阴道皮瓣是仅分离皮肤的皮瓣。
- 经直肠数字化触诊可促进肛提肌缝合的精确性。

　　阴道成形术是所有重塑阴道外形的手术统称。包括出于美观或功能目的进行的阴道口和阴道内的操作。除此之外还有一些常见的手术如：会阴成形术、前庭大腺切除术、膀胱膨出修复术、直肠膨出修复术、阴道闭合术，以及阴道会阴成形术。在妇科整形领域，阴道成形术专指缩小阴道口与阴道内直径，并折叠肛提肌的手术。

　　会阴成形术是指缩窄会阴宽度的手术。从操作上来说，该手术需要切除会阴中线两侧及阴道后下方周围的组织。在妇科治疗领域，骨盆重建手术通常需要同时行会阴成形术来增强骨盆平面[1-6]。而在妇科整形领域，会阴成形术则是为了形成新的外部肌鞘来缩小阴道口，来加强缩小阴道管径的效果。手术通常是通过折叠肛提肌并去除阴道后壁松弛的皮肤来完成。另外，会阴成形术能达到将大阴唇向后方聚拢的效果（图 11-1）。对于后续的大阴唇整形手术具有很好的叠加效果。会阴修复术与会阴成形术常作为同义词应用，尽管在命名方面存在明显区别（从语言学角度看这样做是不正确的，但大多数整形从业者、医生都会把这两

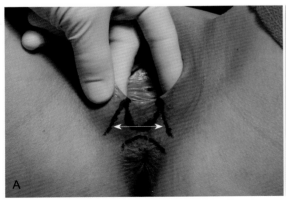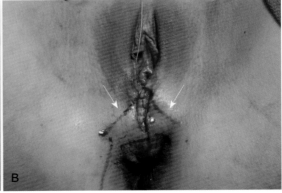

图 11-1　A. 两侧球海绵体肌与会阴肌肉的内侧缘明显分离（箭头所指）；B. 会阴成形术将肌肉拉拢到中间（箭头）收紧阴道口，并改善大阴唇下方肌肉张力。

个词互用），一个是"缝合"的意思，一个是"塑形"的意思，但在使用时通常可以互换。

多数情况下，会阴成形术是作为会阴阴道成形术的一部分来实施——用来收紧阴道内壁并修复肛提肌，这在前面提到过。两者最主要的区别是单纯的会阴成形术适用于那些仅阴道外口松弛的患者。最常见的误区是对于整个阴道都松弛的患者，医生仍错误地选择会阴成形术。在治疗方法上，会阴成形术可应用在会阴肿物切除术后。很多整形科医生喜欢用"阴道外口成形术"来替代会阴成形术乃至阴唇整形术。这是不准确的称法，尤其在互联网上这种现象更常见。

会阴成形术定义为改变会阴形态的手术，也包括会阴扩大术及阴道口扩容术。然而实际上，扩容类的手术通常被排除在会阴成形术的范畴之外。这类手术通常被命名为会阴扩张术、会阴松解术、前庭切开术，这些命名可以直接显示手术的目的。

"阴道回春术"基本上等同于阴道整形术。"阴道回春术"在妇科整形界的流行始于 20世纪 90 年代后期，最早是来自加利福尼亚州贝弗利山庄的妇科医生 David Matlock 的私下尝试。他将其命名为"激光辅助阴道回春术（LVR）"，使用激光作为切开工具应用在会阴阴道成形术中。应用 980 半导体激光的优势在于切开组织的同时不会使组织收缩。阴道成形术是一项修复阴道前壁和后壁的传统手术，但是在公开发表的论文上更多的是强调它对于阴道口与阴道管径的收缩效果。

历史

收紧产后松弛的阴道并不是一个新的概念。阴道回春与收紧的历史可以追溯到 1 000 多年前，最早就是由女性发明的[7]。可考据的最早文献发表在公元 1050 年，来自 Salerno 的内科医生 Trotula de Ruggiero 写的一篇关于女性治疗学的文章。她介绍了如何缝合分娩导致的撕裂伤，这奠定了现代女性阴道成形术的基础。

除此之外，这本著作还介绍了 5 种非手术方法来重获童贞。开篇这样描述："通过收缩阴道的方法，女性性交时会有重回处女的感觉。"[8]著名的中世纪历史学家 Monica Green 花了几十年来研究托图拉舞剧团（Trotula ensemble）与萨勒南（Salerman）文化的各个领域，最终解释为："或许收缩肌肉只是为了增加性交时的摩擦，而并不一定增加这一区域的血供，换句话来说，这只是为性生活增加一些情趣罢了[8]。"

文艺复兴时期关于解剖学的主要进展来自于尸体解剖。帕多瓦大学的 Vesalius 教授（1514—1564）的代表作 *De Humana Corporis Fabrica*[9]，发表在一个世纪以前，它的纸质版本被广泛流传且影响深远。

然而，在古希腊古罗马时期，妇科手术与器械发展非常缓慢。值得一提的是著名法国外科医生 Ambroise Paré（1510—1590）在妇产科手术学方面做出的贡献，随后他的学生 Jacques

Guillemeau（1550—1612）在 1609 年发表的著作 *De la Grossesse et Accouchement des Femmes* 中最早提出了如何修复分娩导致的直肠阴道撕裂伤，这也为复杂的会阴成形术奠定了基础[7]。

适应证与禁忌证

会阴成形术主要是收紧阴道口。阴道会阴成形术除了收紧阴道口，还要收紧阴道下端管径。手术不适宜修复直肠膨出、膀胱膨出及尿失禁，对这类患者需要采用一些针对性的治疗，当然也可在进行会阴成形或会阴阴道成形术同时进行。对于将来准备要顺产的妇女，手术应推迟到分娩后进行。会阴部位的活动期感染或诊断不明的皮肤病灶需痊愈后方可手术。

患者评估

与治疗疾病畸形或缺陷不同（因疾病、畸形或功能缺失而寻求治疗的患者不同），求美者更多的是追求他人或自身心理方面的认同，例如提升自信或获得大众的认可[10]。美国麻醉师协会制定了一个体格评估量表，将手术患者划分为 6 个等级：ASA Ⅰ~Ⅵ级。最高级别是 ASA Ⅰ或Ⅱ级，这些患者通常没有基础疾病或有慢性病但控制平稳。另外，求美者住院期间产生的费用，不管是否在计划内，传统的医疗保险都不能报销。

通过面诊以及必要的心理学测评后，要对患者进行全面的妇科检查并记录性生活史。这些信息可以提示患者是否有膀胱、直肠或骨盆平面的疾病，以及性生活方面的问题，这些疾病的存在多多少少会影响术后的效果。

建议在截石位与站立位下进行体检，站立位可以有效评估患者盆腔脏器下垂的情况。窥阴器可以发现可疑的感染病灶，这对于手术的顺利进行至关重要。检查阴蒂与骶骨球海绵体肌反射的敏感度。轻拍阴蒂或大阴唇会触发肛门外括约肌的收缩。嘱患者咳嗽来判断膀胱的过度运动情况。直肠指诊来判断肛提肌裂孔的宽度以及耻骨直肠肌张力的强度。通常分别在静息与肌肉收缩两种状态下检查裂孔宽度，并将其换算为厘米数值。如果肛提肌既不松弛也没有被拉宽，那么单纯进行会阴成形术可能满足不了患者的要求，而需要进行阴道成形术。此外，还要记录会阴体的厚度与直径。需要修复的会阴体部通常很薄弱，肌肉组织很少或基本没有。直肠指诊判断是否伴有直肠膨出或会阴囊肿，最常见的临床症状为直肠充盈、压力感、便秘等。一旦确诊，须询问患者是否同时修复。

医生通过触诊来预估阴道紧缩后的效果，通过手持镜告诉患者该部位的解剖并详细交代手术可能存在的不足。在咨询室内可以通过画线的方法告知患者手术操作的范围。通过窥阴器与手指来帮助患者模拟术后收紧效果，与患者探讨手术的收紧程度，对提高术后满意度是非常重要的。

对于近期未体检过的患者，要建立完善的术前检查记录。对于可能增加手术风险的解剖变异要仔细评估，并尽量选择合适的方案去降低风险。血液检查包括血常规、凝血功能。术前一天要再次进行孕检排除怀孕情况。

术前 1 周停用影响凝血功能的药物、保健品、草药等（如维生素 E、银杏叶、布洛芬以及他汀类）。避免使用影响麻醉、伤口愈合及围手术期用药的治疗。如果病情需要不能暂停的，调整手术方案，推迟或取消手术，吸烟者不属于会阴整形术的禁忌证。

深度挖掘患者手术的期望值与动机，对于不切实际的患者，即便严格按照医疗程序完成的手术，患者也不会满意。而对于那些整形"上瘾者"、"完美主义者"，希望通过整形手术解决个人问题的患者都属于有人格障碍的典型案例，在首次咨询时要严格筛查。

向患者着重强调拟收紧的程度，详细解释过度收紧的并发症及修复的相关政策。

术前设计及准备

阴道整形术的术前准备比较简单。只需确认血检报告，如果是局麻那么告知患者好好休息，适量进食后到院。如果静脉麻醉或全麻，那么要求术前禁食水 8 小时。术前签署手术同意书，告知患者术后用药及伤口护理的方法，留下准确的联系方式以备回访。

手术技巧

麻醉

会阴成形术可以在局麻下进行，根据患者情况镇静或不镇静均可，也可选择硬膜外麻醉或全麻。任何麻醉方式都有优缺点及潜在的风险，以及适用的人群与手术方式。就作者的经验来说，会阴成形术通常可以在局麻下完成，除非患者要同时进行其他手术可以选择其他麻醉方式。但不论采用何种手术方式，医生团队都要做好充分准备，调试好仪器，以备不时之需。

局部肿胀麻醉（TLA），通常应用于抽脂中，用在阴道整形术中效果也非常好，持久性强，并可起到一定的止血效果[10]。肿胀液包含利多卡因氢氧化物（800 mg/L）、碳酸氢钠（10 mEq/L）、肾上腺素（1 mg/L）及生理盐水。充分注射到手术区域起到收缩血管的作用。通常 30~60 ml 肿胀液可以持续麻醉 8~12 小时。其他的局麻方式包含含肾上腺素的丁哌卡因（如马卡因与布比卡因脂质体注射用混悬液）或罗哌卡因（耐乐品）。

围手术期护理

术前常规使用预防性的广谱抗生素。患者平躺取截石位，双腿分开放置于靴式马镫上，双膝轻度弯曲，穿间歇充气压力袜。会阴成形术通常不插导尿管也不用阴道填塞，当进行阴道会阴成形术时，通常需要术后插导尿管并进行阴道填塞 1 天。

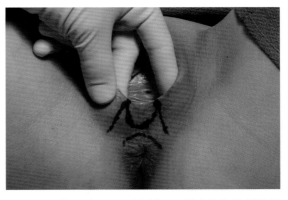

图 11-2　标记会阴 U 形皮瓣，下界为肛门外括约肌前缘，两侧为拟收紧缝合的大阴唇。

会阴成形术手术技巧

手术标记

首先要确定阴道口直径。医生用非主力手的两根手指插入阴道，然后用主力手将两侧大阴唇往中线收紧。两侧交汇的部位即为上极中点，自此点分别向两侧画一条延长线（图 11-2）。

标记肛门外括约肌的前缘，这是手术向后操作的边界。手术操作要与肛门括约肌保持适当的距离，以防术后畸形。

将以上确定的这几个标记点连成线，一般是 U 形或 V 形的曲线。U 形或者 V 形的臂要足够宽以便于充分暴露皮下的球海绵体肌。这样可以避免增加辅助切口，且分离的效率也更高。

局麻

不论是局麻还是全麻，手术区域都建议注射肿胀液。最大的优势是可以减少术中出血，增加麻醉效果。一般是用注射器连接脊椎穿刺针（18 G）进行注射。如果是局麻手术，那么先用 30 G 的针头打一个小皮丘，再用比较粗的注射针进行后续的麻醉。

会阴部位的肿胀麻醉可以采用由左向右单通道的注射方式，也可以左右穿插进行，这取决于会阴的形态以及组织学结构。后下方阴道内壁也需要进行扇形皮下浸润，通常可以用非主力手的手指向下施压予以辅助。

会阴切口

会阴 U 形或 V 形切开，向内可到达处女膜环。切开后，在处女膜环处各夹持一把布巾钳防止向更远处撕裂（图 11-3A）。在皮下脂肪层内分离厚度均匀的皮瓣（图 11-3B）。根据医生的喜好，可以采用不同的器械进行操作，作者个人更喜欢手术刀切开，剪刀进行分离，分离过程中进行电凝止血。

直肠阴道间隙切开

仔细鉴别并分离直肠阴道间隙是手术的一个重要环节，它可以有效避免损伤直肠壁。牵起会阴皮瓣的同时用非主力手固定下压皮瓣更易进入直肠阴道间隙，分离的时候感觉到剪刀在手指下走行（图 11-4）。使用牵引器或布巾钳将阴道口均匀地向两侧牵拉可以有效地帮助分离。当分离范围达到处女膜环时，也就进入了直肠阴道间隙。继续广泛分离，直至两把

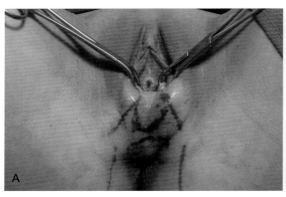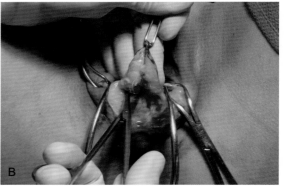

图 11-3　A. 两把布巾钳夹在会阴 U 形皮瓣上缘，即处女膜环的部位；B. 在皮下脂肪层掀起皮瓣，皮瓣内可以看到明显的瘢痕组织。

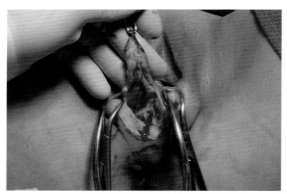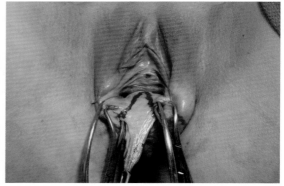

图 11-4　在处女膜环水平继续广泛分离阴道后壁进入直肠阴道间隙。用非主力手下压辅助分离皮瓣。

图 11-5　阴道下端标记一个与会阴 U 形皮瓣大小相似的 V 形皮瓣。皮瓣分离层次为皮肤全层。对于会阴成形术，这就是最后一步操作。对于会阴阴道成形术，还需广泛分离 V 形皮瓣上方及两侧的阴道后壁。

布巾钳中间的皮肤全部掀起。

阴道皮瓣切口

自处女膜环处形成一个三角形皮瓣，尖端指向阴道中线部位（图 11-5）。长度与会阴皮瓣相似。与之前操作相似，在分离阴道皮瓣时也需要用非主力手施加一定的压力。用无创止血钳牵引三角形的尖端可以更好操作。一旦分离到位，可直接剪掉。如果不同时进行阴道会阴成形术，通常不需要再进行广泛游离。如果肿胀麻药打得好，术区干净，基本没什么出血。

生理盐水冲洗术区创面，如果术中怀疑直肠前壁的完整性，那么可直接进行直肠指诊进行判断。

阴道壁缝合

使用延迟可吸收缝线连续缝合阴道壁，从阴道后壁内侧切口一直缝到处女膜环（图 11-

6)。缝合时要注意保持两侧的对称性，以及针脚的一致性。

会阴缝合

在缝合会阴时要特别注意球海绵体肌。用非主力手捏住大阴唇，用布巾钳牵拉两侧暴露的肌肉组织（图 11-7A）。牵拉活动肌肉时可感到大阴唇方向的传导。如果没有力量传导，说明夹持的位置不对，需要调整止血钳的位置。直接缝合两侧肌肉断端，通常间断缝合 2~3 针延迟可吸收缝线，使球海绵体肌回归正常位置即可（图 11-7B 和 C）。千万不要缝合变宽的外侧球海绵体肌，因为这会导致会阴部位的张力增大。其次，仔细鉴别球海绵体肌间的会阴浅横肌与肛门括约肌（图 11-7D）。用延迟可吸收缝线间断缝合 2~3 针（图 11-7E）。皮肤的缝合一般用延迟可吸收缝线缝合 2 层——连续真皮下缝合，然后间断缝合皮肤。

阴道会阴成形术

阴道会阴成形术就是在会阴成形术的基础上继续修复变宽的阴道后壁，并折叠中线部

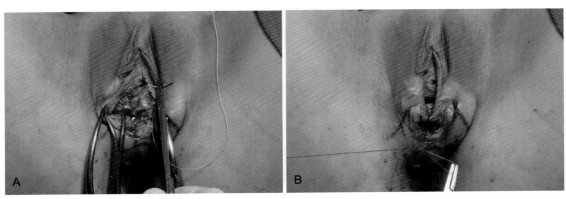

图 11-6　A. 阴道皮瓣切除后，从 V 的尖端开始仔细连续对缝；B. 缝合至处女膜环附近结束。

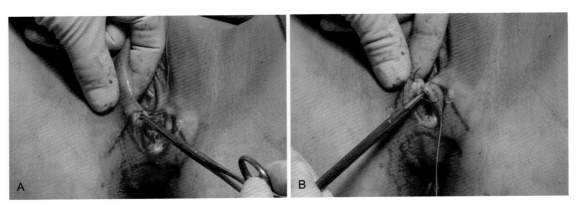

图 11-7　A. 用止血钳确定右侧球海绵体肌位置。当寻找正确时，牵拉肌肉可以感到张力向大阴唇方向传导；B. 将左右两侧球海绵体肌往中线方向牵拉，并固定一针。

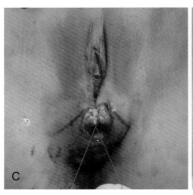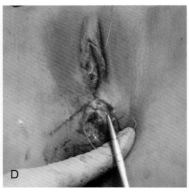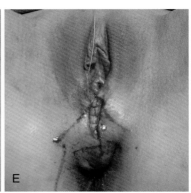

图 11-7　C. 间断缝合 2~3 针折叠肌肉；D. 下一步折叠球海绵体肌后方的会阴浅横肌；E. 间断缝合 2~3 针折叠会阴浅横肌修复会阴，缝合皮肤。

位的肛提肌。基本步骤都是始于分离会阴皮瓣，以缝合阴道与会阴创面结束。本手术从阴道后壁皮瓣分离开始介绍。

广泛阴道皮瓣切开术

与会阴成形术设计 V 形阴道皮瓣不同，阴道会阴成形术分离阴道后壁皮瓣时常采用中线切口，当充分折叠好肛提肌后再切除两侧多余的 V 形皮瓣。通过中线切口比 V 形切口更容易进入无血管的阴道直肠间隙进行分离。

手术切口始于会阴 U 形皮瓣的基底部，也就是处女膜环的部位。牵拉阴道后壁的 3 个部位：两侧处女膜环，以及保持轻度张力下阴道尽可能靠内侧的点（图 11-8A）。其次，用眼科精细剪在这一三角形皮瓣下打通隧道，分离直肠阴道间隙（图 11-8B）。向两侧分离要充分，并将中线部位分离好的阴道表皮向操作者方向牵拉，以便于更好地向两侧分离（图 11-8C~E）。当中线及两侧的阴道皮瓣充分分离后，根尖钳固定皮瓣上极，向外牵拉准备去除的阴道表皮（图 11-8F）。过程简单总结一下：在中线形成阴道皮下隧道，分离双侧直肠阴道间隙，沿中线剪开。

肛提肌折叠

这一阶段的重点是仔细区分肛提肌。用非主力手食指经直肠插入向上施力，使肛提肌隆起。并将阴道皮瓣掀起以增加暴露范围。切断肛提肌与上方阴道皮瓣的粘连，充分游离肌肉。在距离肌肉边缘 1 cm 位置使用延迟可吸收缝线缝合肌肉，缝合深度要足够以防撕裂（图 11-9A）。同法穿过对侧肌肉，注意缝合的张力要适度。牵引线固定好后，根据收紧的程度依次缝合上、下部分的肌肉（图 11-9B）。缝合完成后再进行第二层缝合以加强后壁。切除多余的阴道后壁 V 形皮瓣，缝合阴道与会阴的过程与会阴成形术基本相同。由于在做肌肉折叠时需要广泛分离皮下，术后当晚通常需要阴道内填塞，并经尿道插入带气囊导尿管连接集尿袋。

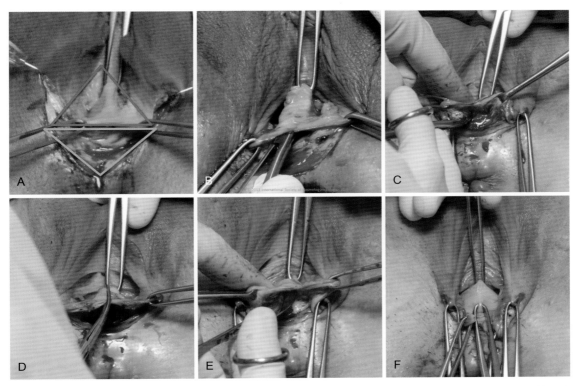

图 11-8　A. 会阴皮瓣分离后（蓝色区域）。红色三角形区域表示准备分离的阴道后壁皮瓣；B. 眼科精细剪在中线部位、阴道表皮下层打通隧道，进入直肠阴道间隙；C~E. 分离两侧直肠阴道间隙，牵引两侧皮瓣保持一定张力分离并在中线部位剪开分离好的阴道皮瓣；F. 当两侧皮瓣分离好后，根尖钳夹持分离皮瓣中线部位的最内侧，并向下牵拉阴道皮瓣。

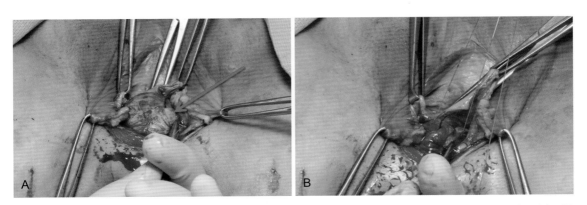

图 11-9　A. 用非主力手示指经直肠插入肛门向上施力，使肛提肌隆起进行折叠缝合；B. 将左右两侧肛提肌断端缝合一针做牵引。然后再分别缝合其上下部位的肌肉断端。缝合折叠的程度要适当。

技术要点

　　缝合肛提肌时进针点尽量不要超过肌肉边缘 1 cm，以防在阴道后壁形成可触及的缝合条索。这是导致术后性交不适的一个重要原因。一般肌肉收紧到这个程度就足够了。但如果需要收的更紧一些，可以再瓦合缝合一层覆盖在上面，这样可以进一步收紧 1~2 cm 而不产生明显的缝合条带。

可根据医生喜好选择不同的缝合线材。总的来说，不建议使用可触及线结的坚固的单丝缝线，因为这会导致性生活时针扎的感觉。用 2-0 延迟可吸收单乔线进行连续缝合可以大大降低线结反应的风险，这是个不错的选择。

术后护理

术后使用医用肥皂清洗创面，并用阴部护理垫覆盖，导尿管与阴道内填塞敷料可在术后第二天一早去除。告诉患者术后 1 周内避免缝合部位受压，6 周内不可进行任何阴道内填塞的行为，直至创面完全长好。在大小便后使用洗必泰冲洗外阴。不建议浴缸泡澡。对于术后疼痛的管理，通常口服非甾体类抗炎药即可。饮食方面没有特殊禁忌。作者发现保持大便顺畅有利于术后恢复。每日饮用一杯氧化镁乳对于保持大便通畅非常有效，也可建议患者口服科莱斯或纤维素产品（如 FiberCon 或 Metamuci）、西梅脯、西梅果汁等。

会阴阴道成形术后第一天换药，会阴成形术后 1~3 天换药，两种手术都在术后 6 周左右复诊，检查创面的愈合情况以及是否能够开始正常的性生活。

手术效果

会阴成形术案例

29 岁女性运动员，平素健康无手术史，主诉感觉性生活时阴道松弛数年，要求进行阴道紧缩术（图 11-10）。患者身高 5 尺 5 寸（约 167.64 cm），体重 130 磅（约 58.97 kg），无生育史。体检发现会阴松弛，肌肉神经反射正常，无阴道松弛，肛提肌厚度正常张力好。该

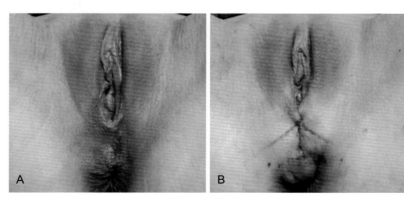

图 11-10　A. 术前；B. 会阴成形术后即刻，延长了会阴体部，并向后汇聚大阴唇，恢复大阴唇的肌肉张力。

患者在局麻下行会阴成形术。整个手术过程 45 分钟，出血量少，术后覆盖阴道护理垫。出院后口服布洛芬，术后 24 小时回访诉疼痛明显缓解。患者术后 6 周回访时已经完全恢复，8 周开始正常性生活，12 周随访时对手术效果非常满意。

会阴阴道成形术案例

35 岁健身模特，平素体健，有顺产会阴侧切史，主诉生产后阴道松弛，大阴唇干瘪（图 11-11）。患者身高 5 尺 2 寸（约 158.50 cm），体重 110 磅（约 49.90 kg），生育 1 胎。体格检查发现会阴松弛，瘢痕性肌肉神经反射，阴道松弛，肛提肌厚度可、张力好，伴 5 cm 肛提肌裂孔。对该患者局麻下进行会阴阴道成形术，抽取双侧大腿内侧脂肪移植两侧大阴唇。手术时间 140 分钟，出血量少。术后置带气囊导尿管，阴道内填塞，外覆盖阴道护理垫。出院后带镇痛药，口服抗生素。术后 24 小时回访疼痛明显缓解。术后 8 周回访已完全恢复，9 周开始正常性生活，患者在不久之后的邮件回访中表示对于手术效果非常满意。

问题与并发症

术中并发症

会阴成形术术中导致的并发症非常少见，偶见于阴道皮瓣分离不当导致的直肠损伤。尽管医生在会阴成形术中通常不修复直肠损伤，但作者仍然建议遵循阴道顺产中防止直肠损伤的操作原则：①建议锐性分离缺陷周围组织，用非主力手的示指插入直肠来引导分离，直至缺陷与周围组织无异常粘连；②手术部位用大量生理盐水冲洗；③ 3-0 微乔圆针间断缝合缺陷周围组织；④在其上使用延迟可吸收缝线再连续缝合一层，使组织无张力修复。这些完成后再继续进行会阴成形术的操作。术后保持大便通畅，1 周内口服抗生素（如头孢氨苄或

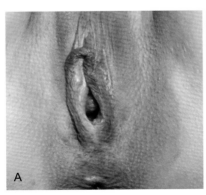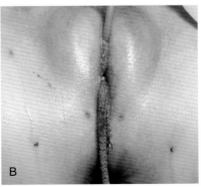

图 11-11　A. 术前；B. 术后。延长了患者会阴体部，联合大阴唇脂肪填充明显收紧肌肉。

其他二代头孢）。

术后并发症

尽管手术部位靠近肛门，大小便容易污染，但阴道整形术后的细菌感染发生率却很低。最常见的致病菌为肠道菌群。细菌培养可以指导合理应用抗生素，但一旦怀疑伤口感染，需要及时予以经验用药，遵循伤口护理的原则。

由于抗生素使用而导致的真菌感染症状是比较典型的。从外观上就可以很好诊断，通常会伴有白色块状分泌物。患者会有瘙痒症状。口服抗真菌药通常可以有效缓解。

阴道整形术后可偶发膀胱炎与尿道炎，根据临床症状这不难诊断，通常给予口服抗生素可以达到很好的疗效。常见的症状包括尿频、尿急、烧灼感。泌尿科医生诊断明确后，可以给予口服磺胺甲恶唑 / 甲氧苄啶（复方新诺明片）。尽管尿潴留在会阴成形术后的发生率很低，但在会阴阴道成形术患者中还是时有发生，一旦发生则患者会非常难受，需要留置导尿管 24 小时方能缓解。

术后伤口裂开，好发于会阴术后早期，通常为创伤后部分裂开。治疗的手段与一期缝合伤口的过程相似。绝大多数愈后不错，张力大到难以缝合的情况是非常少见的。但一旦发生，则需要使用稀释的洗必泰葡萄糖酸盐溶液（2%~4%）冲洗伤口，外敷薄的凡士林纱布来促进肉芽组织形成来修复创面。术后伤口裂开并不会导致瘘管发生率的增加，主要是因为手术并不涉及直肠壁的操作。

会阴成形术收紧过度导致的疼痛通常可以使用阴道扩张器或彻底的会阴松解。松解方式为垂直瘢痕中央切开，充分松解瘢痕后水平缝合。手术简单易操作，可以在局麻下进行。

对于过度折叠肛提肌导致的疼痛可以选择以下两种方式之一来矫正。第一种方案为非手术方式，在两侧肛提肌折叠部位分别注射 A 型肉毒毒素。这一操作可以在一只手指插入直肠辅助下进行。注射的量由需要放松的肌肉大小以及肌肉的张力来决定。比较适宜的量为两侧共注射 50~100 U。第二种方案为手术松解。一般在阴道口部位做横切口进入直肠阴道间隙，在缩窄的部位锐性剥离阴道上皮，然后垂直切开缩窄的组织，此时需要用一只手指插入直肠来判断松解的深度，以防损伤直肠壁。

总结

会阴成形术是在直接缩小阴道口直径的同时收紧肌肉组织来实现阴道口的紧致，当同时进行会阴阴道成形术时，则能更好地实现阴道下端紧缩年轻化的效果。此外，该手术也能在一定程度上改善大阴唇外观。

参·考·文·献

[1] Mouchel T, Mouchel F. Basic anatomic features in perineology. Pelviperineology 27:156, 2008.

[2] Lewicky-Gaupp C, Fenner DE, DeLancey JO. Posterior vaginal wall repair: does anatomy matter? Contemp Ob/Gyn 54:44, 2009.

[3] Petros PE. The integral theory system: a simplified clinical approach with illustrative case histories. Pelviperineology 29:37, 2010.

[4] Reid R. Recto-enterocoele repair: past problems and new horizons. Pelviperineology 26:9, 2007.

[5] Pardo J, Solà V, Ricci P, et al. Colpoperineoplasty in women with a sensation of a wide vagina. Acta Obstet Gynecol Scand 85:1125, 2006.

[6] Moore RD, Miklos JR. Vaginal reconstruction and rejuvenation surgery: is there data to support improved sexual function? Am J Cosmet Surg 29:97, 2012.

[7] Pelosi MA III. The history of cosmetic vaginal surgery: part II. International Society of Cosmetogynecology, The Blog. Posted 3/9/2013. Available at *http://www.iscgmedia.com/iscg-blog/the-history-of-cosmetic-vaginal-surgery-part-ii.*

[8] Green MH, ed. The Trotula: An English Translation of the Medieval Compendium of Women's Medicine. Philadelphia: University of Pennsylvania Press, 2001.

[9] Vesalius A, ed. De Humana Corporis Fabrica. Basel, Switzerland: Johannes Oporinus, 1543.

[10] Pelosi MA III, Pelosi MA II. Liposuction. In Laube DW, Rayburn WF, eds. Cosmetic Procedures in Gynecology. Obstetrics and Gynecology Clinics of North America, vol 37, no 4. Philadelphia: Saunders Elsevier, 2011.

第12章
处女膜修补术

Otto J. Placik

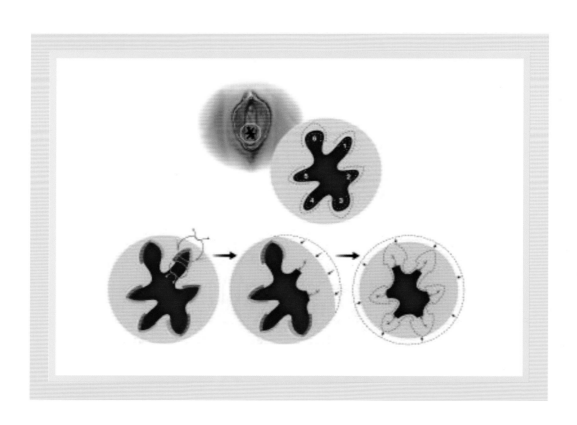

要点
- 处女膜修补术是女性外阴整形术中最私密也是研究最少的手术。
- 关于这类手术的信息很多来自于奇闻逸事。
- 处女膜修补术牵涉到很多道德方面的问题。
- 社会文化因素在此过程中发挥了重要的作用。
- 很多处女膜修补术的开展是仪式化的而不是出于美观要求。
- 明确手术目的是非常重要的。
- 处女膜修补术很难获得术后随访信息。
- 术前的咨询面诊可减少 75% 的手术 [1]。

总则

处女膜修补术，有些也称之为处女膜缝合术、处女膜重建术、处女膜修复术、处女膜恢复术、处女膜手术、贞操术，是通过外科手术重新恢复处女膜的完整性的手术，这也是本章节重点介绍的内容。在所有的女性外阴整形术中，处女膜修补术是最富争议的，也是最私密的手术。尽管已被世界卫生组织认定为女性生殖器割礼的一种形式，但现在人们普遍认为它与割礼是不同的 [2-5]。处女膜修补术是一种可供选择的手术；然而，将其归为美容手术其实是一种误导，它更多的是一种重建术，虽然不是功能上的重建，更多的是恢复其天然外形的手术。

尽管处女膜修补术式多种多样，却少有文章详细介绍手术的细节，目前的数据不足以支持或反对任何一种手术操作。患者术后随访的数据很难获得，主要是由于手术效果是暂时的，且患者术后都希望隐姓埋名 [6, 7]。因此，很多关于这方面的文献都是带有一定的主观性，缺乏循证医学证据支持。

有人说："女人的未来都取决于这一层薄薄的膜 [8]"。尽管生命安全重于泰山，但相比社会舆论带来的巨大压力，手术潜在的风险与操作者的技术都可被忽略 [5, 9]。矛盾的焦点在于是否应该进行处女膜修补术，而这更多的是伦理学方面的问题 [10]。

伦理与文化传统

处女膜修补术的开展很大程度上依赖于社会文化对童贞的看法 [3, 11]。一项关于土耳其大学生的问卷调查显示：人们对于保持童贞的重要性，持男女双重标准。这也是行处女膜修补术的主要原因 [12]。大多数人认为处女膜修补术仅在伊斯兰教地区盛行，事实上在全世界很多地方这类手术都在开展。研究表明，有近 2% 的危地马拉妇女进行过这种手术，但施术者常为一些未经过正规训练的人，且在社会上缺乏相应的监管[13]。

处女膜修补术是女性外阴整形术中最私密，也是研究最少的手术。关于这类手术的信息通常来源于奇闻逸事。不同的种族、文化、个人信仰等都反映在特定社会的法律规范中[9, 14]。在一些国家和地区，尽管存在违背个人道德或发生严重后果的风险[15]，但施术者往往是出于社会道义来进行手术，而不是为了被施术者的安全。

尽管关于童贞的定义还有待商榷，但很多人认为处女膜完整是保持童贞的必要条件[16]。在有些文化中，处女膜破裂的女孩被认为道德有问题，保持它的完整性才是荣誉的象征。本章作者曾经听闻有些人在结婚仪式前被进行强制性体检，用纱布包在检验员的示指上来破坏完整的处女膜，以未来的婆婆骄傲地展示带血的纱布来结束仪式。在土耳其，几乎任何对女孩贞操持怀疑态度的人都可以要求进行处女膜检查[17]。历史上，一些宗教把性禁欲与道德纯洁联系起来，而已婚人士之间的性行为则会被宽恕。曾经有女人因为被怀疑有婚前性行为（各种方法检查出处女膜破损）而被取消婚约，被公开羞辱虐待后驱逐，甚至被采用法律手段制裁，包括量刑、监禁或判死刑（以道德败坏罪）等[9, 18, 19]。一份报告称与十年前相比，埃及减少了近 80% 由于"贞洁问题"而导致的谋杀，这主要归功于处女膜修补术的开展[9]。

国际医学协会伦理委员会（美国、英国、法国、加拿大、新西兰、澳大利亚和世界卫生组织）将处女膜修补术纳入外阴整形术的范畴[19-21]。Goodman 等[22] 提出了 4 个伦理原则（患者自主性、非男性主导的、有益的、公正的）来区分女性外阴整形术与女性生殖器割礼。伦理学专家支持采用手术的方法来保护妇女的合法权益[23]。反之，经验丰富的妇科医生也要考虑拒绝患者可能导致的不良后果[5]。Kopelman[24] 建议使用"最优原则法"来决定是否为患者进行处女膜修补术，但同时他认为这种包办婚姻也存在很大的问题。Earp[25] 建议医生收取很低的费用来解决社会上的巨大需求。还有些人建议，处女膜修补术的开展恰恰暴露出了社会上存在性虐待、性骚扰与性教育的缺失[14]。反对处女膜修补术的人认为，如果公众能接受保持童贞的标准并非初次性交出血或处女膜检查或颁发处女膜完整证书[19]，那么这一手术就会被废弃。提倡者则呼吁采用更科学的方法来评价处女膜修补术的作用，由"外科医生，律师，社会学家，人权拥护者等"组建多学科队伍来找到解决争端的办法[18, 26]。

择期手术与重建手术

很少有夫妻要求医生为其妻子进行择期处女膜修补术，来完成婚礼仪式。为了庆祝二次蜜月来进行手术的情况就更少见了。绝大多数是女性单独前来，没有家属陪同，为了隐瞒未来的伴侣曾有过婚前性行为来修补处女膜。她们常常是为了防止出现之前说过的可怕后果，不得已而选择的弥补手段。与之前讨论的伦理原则相对应。在此背景下，很多从业者，不管是男整形科医生还是女整形科医生，通常会拒绝开展以下手术：①从医学上来说不必要；②相比男性，对女性有更高的婚前禁欲要求；③为了欺瞒一个不知情的受害者的目的：如性伴侣 [5, 7, 27]。一位作者认为，即便新郎知道，医生也被迫和其他家庭成员一起隐瞒下去。其他容易引起道德问题的情况还有，隆乳术或脂肪抽吸术。患者通常喜欢自然的形态且不愿意被伴侣知道 [22]。

有些人认为与其他的纯美容手术如隆乳术不同，处女膜修补术在一定程度上更有价值，且具有一定的保护作用 [7]。在某些文化中，整形医生一方面要解决这种道德冲突，另一方面被迫做欺瞒的共犯 [28]。支持者认为在医患关系中，需要首要考虑患者的需求 [14]。反对者则认为由于社会对保持童贞方面存在偏见，认为具有完整的处女膜才是处女的标志，导致了修补处女膜手术的存在。因此有专家建议这不单单是医学或法律能解决的问题，更多的要靠社会的变革 [17, 23]。有些人则将处女膜修补术与包皮环切术都称之为"仪式化的手术"，这种手术不是为了整形，更多的是为了迎合道德规范的标准 [114, 18, 30]。

适应证与禁忌证

处女膜作为阴道口的一层屏障可以保护青春期前的女性免受外界细菌感染 [31]。当然也有专家声称并没有任何科学依据来界定处女膜修补术的适应证 [18]，手术更多是为了迎合社会传统文化的需求 [8]。

几乎所有女性只要有这方面的需求，且残留足够的组织都可以进行处女膜修补术。而那些处女膜残留组织很少的患者可以进行改良术式（图 12-1）。患者准备进行性生活的时间直接影响到手术方法的选择，这在后面的章节中会讲到。批判者认为不负责任的医生为了经济利益可能会诱导患者选择不恰当的手术方案 [13, 18]。

手术禁忌证包括与阴道紧缩术混淆概念的患者，活动性外阴阴道感染，活动性外阴阴道炎症状态，要求处女膜正中标准圆孔的理想主义者，凝血功能障碍者，吸烟患者。

患者评估

处女膜缺陷的临床评估

尽管作者建议在女性外阴整形术前进行常规检查，但目前尚无统一标准来具体说明处女膜破裂的情况 [22]。处女膜自我修复能力很强，这可能导致在检查时创伤很小 [32]。处女膜外观没有标准，具有很大的个体差

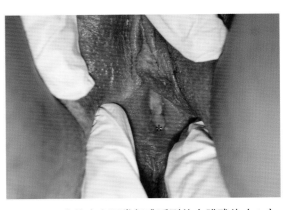

图 12-1　在检查室通常很难看到处女膜残片（＊）。

异性 [8, 33-37]。且随着年龄的增加，处女膜的形态也会改变 [37-40]。研究表明，在没有进行性侵害的女性中，处女膜形态也存在很大的变异性 [41]。

除此之外，处女膜孔径的大小也并无标准 [42, 43]。关于"理想"处女膜宽度和或孔径大小的研究结果尚不明确，仅在一篇关于性侵女性与非性侵女性的文章中简单介绍 [44]。因此，关于处女膜的重建尚无统一标准。

术前设计与术前准备

向患者详细介绍手术方案，让患者仔细考虑手术的风险、可选方案、手术的优缺点等在手术同意书中呈现的内容。

当与患者沟通手术的作用与目的时，医生需要就以下几个方面展开：

- 处女膜修补术从医学上来说没有直接的益处 [18]。
- 处女膜缺失或性交未出血并不代表之前有过性交史 [19]。
- 在一项回顾性调查中发现，有近一少半的女性首次性交时并未出血 [45]。

在阿姆斯特丹的一项研究中发现，75% 的咨询女性并不适合进行处女膜修补术 [1]。她们要求首次性交出血并在新婚之夜阴道足够"紧"，而处女膜修补术都不能保证两者的效果。首次性交出血并不能证明就是处女，在一项包含 41 名女性的调查中发现，只有 34% 的处女首次性交时出血，而 63% 的女性并未出血 [14, 46]。

通过体检来判定一个女性是否进行过性交是不靠谱的 [47]。一项关于妇科内镜头插入容易程度的研究表明，仅使用过内置卫生棉条，从未性交的女性中有 56% 的女性可以轻松插入检查头，而在有性生活的女性中这个比例为 81%。类似的研究也发现有些非性生活活跃的女性，只是使用了卫生棉条，做些运动，或先前进行过骨盆检查，其外阴与处女膜检查结果却与有性生活妇女相似。非性生活导致的处女膜破裂通常与之前的手术、卫生棉条的使用、体检、自慰有关 [48-50]。相反，在有性生活经历的女性中却有 52% 属于完整无破裂的处女膜 [51]。这些人可能并不会出血，处女膜具有足够的强度有时甚至需要切开或横断处女膜才能使其破裂 [52]。

尽管某些教义信条严禁婚前性行为与婚外情，但以新婚夜是否出血来判断处女与否是不科学的 [19]。医生需要告知那些持此观念的女性或其家人，目前尚无特定的妇科检查来判断女性是否有过性关系 [44]。

手术技巧

在以往的文献中，关于处女膜修补术的介绍并不详尽，手术成功率的统计要么没有，要么很低。在一篇相关研究中称，手术仅有 67% 的成功率 [53]。总的来说，常见的手术方法有皮瓣法、手术粘连法、空隙缩小法、缝合法，以及人工膜／处女膜植入法。

准备性交的时间对于手术时机的选择是非常重要的。有些作者建议在婚礼前几天进行修补术 [54]。在与其他医生的交流中，作者也学到了很多。对于有些患者需要保持处女膜完整结构，且视觉上看不出异样，手术最好在新婚夜前 3 个月进行。对于仅要求初夜出血，而对外观没有特殊要求的患者，手术可以定在性交前 3 周。对于部分处女膜破裂的患者，剩余的组织可能不足以在轻微摩擦下出血。Van Moorst[1] 等建议不迟于婚礼前 14 天进行修补术，这样一方面可以增加出血的概率，另一方面也可以防止看到缝线残留物。

麻醉、抗生素和画线

对于几乎所有的术前焦虑患者，作者都建议手术采用全麻或恰当的围手术期麻醉监护。对于那些比较放松的患者，尤其是庆祝二次蜜月，能够忍耐注射疼痛且有时间恢复的患者，可以采用局麻联合口服或静脉给予镇静剂，或麻醉监护的情况下进行手术。将不粘垫卷进卫生棉条塞入阴道内。当患者在手术台躺好后将棉条取出。不粘垫的目的是支撑阴道壁，使得表面麻醉的药物更充分地涂抹在环处女膜一周的碎片部位，而不是仅覆盖在阴道后壁部位。目前尚无对照研究支持围手术期使用抗生素，但有证据表明Ⅲ度会阴产伤的患者应用抗生素具有很好的抗感染作用。以此可以参考这一证据来使用抗生素 [55, 56]。

患者体位

患者取截石位，常规消毒铺巾。

皮瓣法

以往文献中关于使用黏膜皮瓣来修复处女膜的方法介绍得不多，仅作为处女膜残片不多时的备选方案。关于这一方法的描述非常简单，"在阴道后壁设计一个窄条状皮瓣来修复 [14, 30, 57]"。但这一方法做得很少，一方面需要完整修复，另一方面又要比较薄弱，弱到能够让阴茎穿透。而如果阴道鳞状上皮完全愈合，那么强度则太大，通常需要手术才能将其松解。

手术粘连法

目前最常用的方法是手术粘连法 [57, 58]。最早关于该手术的报道是 10 年前的一篇关于 9 个病例的文章 [46]。作者在此手术方法上做了一部分改进（20 个病例，但没有随访检查结果）[30]。关于手术方法，该文作者只用了短短 29 个字一带而过，但本章作者会在后面的章节中详细介绍。

空隙缩小术

在一篇女性外阴整形术的综述中，Goodman[59] 介绍了两种方法。一种是在处女膜环外围设计多个三角皮瓣进行缝合用以缩小阴道口直径。另一种则是更常见的通过手术粘连相对处女膜瓣的方法。

将相邻的处女膜三角瓣边缘分别缝合的方法可以明显缩小处女膜直径的大小，但将相对的三角皮瓣缝合的方法，可以起到阻隔处女膜口的作用，两者各有优势（图 12-2）。

单纯缝合法

很多缝合方法可以起到简单快速修补处女膜的效果。Ou 等 [60] 使用 5-0 铬肠线在处女膜碎片根部黏膜下进行连续缝合。通常开始于 6 点钟方向，向上延伸到 12 点钟方向出针，再原路返回缝合到 6 点钟位置。缝线缠绕在 12 mm Hegar 扩张器上打结包埋。尽管这一手术看起来很简单，但作者之前用它来加强手术粘连时用这一方法缝合均以失败告终。但 Ou 等报道的 4 例患者都在术后 1 周复查的时候处女膜孔均为 1 cm 左右。

由于处女膜修补术通常为暂时性效果，因此 EI Hennawy[8] 建议性交前 3~7 天使用羊肠线缝合处女膜碎片。他甚至改良了一种更为简单的方法，来缝合处女膜腔。

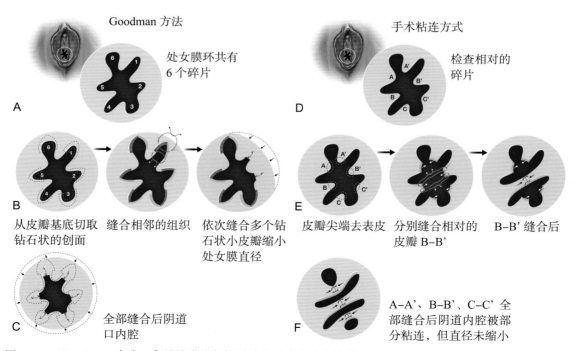

图 12-2 Goodman 多个三角瓣缝合法与相对处女膜残片缝合技术。

人工补片

人工补片法主要为将富含类似血液的明胶囊袋缝合于阴道口部位。在阴茎插入时，模拟处女膜破裂出血过程[9,61]。网上有一种人工膜（又称之为中国处女膜或假处女膜），是内含"医用级红色染料"的假体膜（与人血很像），不需要手术，只需塞到阴道内即可[62]。相关报道称可以模拟阴茎插入阴道后处女膜渗血。除此之外，还有使用植物等类似产品的报道[8]。

作者的方法：改良手术粘连法

创面的愈合依赖有血供的组织加上很小的张力，这是整形科医生一直被灌输的理念。作者的很多从业经验都来源于整形科培训，改良术式粘连法的灵感来源于 Furlow Z 成形，同样遵循上述理念。对于组织的处理也很相似，在下面的内容中会介绍到。

（1）患者取截石位仰卧于手术床上，使用含肾上腺素的 1% 利多卡因连接 30 G 针头局部浸润麻醉。常规消毒，铺无菌巾。

（2）使用缝线或牵拉器外展固定两侧小阴唇，使手术区域充分暴露，但牵拉的力度不能过大，以防阴道口变形（图 12-3A）。

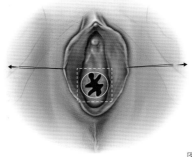

A

图 12-3　A. 外展小阴唇。

（3）仔细检查处女膜残片，选取 3 处合适的粘连黏膜瓣（图 12-3B）。

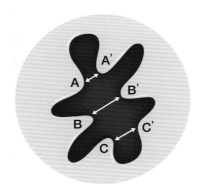

B

图 12-3　（续）B. 确定至少 3 处相对的处女膜残片。

（4）使用 1% 利多卡因连接 30 G 针头注射到选好的处女膜残片上，来增加皮瓣的体积，以方便分离。由于该组织血管很少，出血不多，因此不要使用肾上腺素。一般压迫止血即可，通常不建议使用电凝，即便用也要非常当心。作者个人更喜欢使用有齿 Gerald 组织镊来牵拉组织（图 12-3C）。

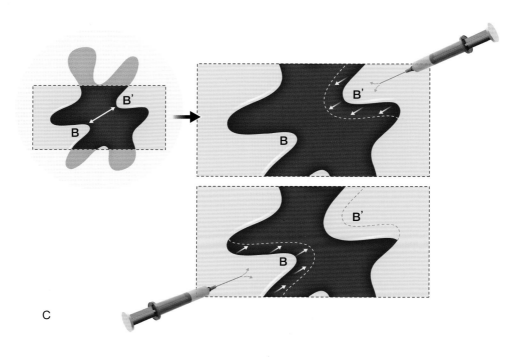

图 12-3　（续）C.B 和 B' 残片注射 1% 利多卡因帮助分离。

（5）麻醉充分后，使用一把 15 号刀片、一把 11 号刀片、一把眼科剪切取一个以远端为基底向前反转的皮瓣，充分延长处女膜残片。同法处理与之相对的皮瓣，形成一个向后翻转的皮瓣。该方法可以减小缝合的张力，同时也能增加伤口接触面促进愈合（图 12-3D）。

（6）如果需要的话，可以缝合两侧小阴唇以减小张力（图 12-3E）。

（7）用 5-0 单乔缝线缝合皮瓣。有时皮瓣厚度足够的话，也可以做内缝合。绝大多数情况下，简单的连续缝合至 180° 即可。与端侧吻合血管相类似（图 12-3F）。

（8）如果有出血，进行压迫并观察直至出血停止。极少数情况下可能需要缝扎或者使用很低能量的电凝止血。

（9）手术结束，使用涂抹一层软膏的不粘垫覆盖伤口。

病例展示

标记处女膜残片。A 与 A' 对应，B 与 B' 对应，C 与 C' 对应（图 12-4A）。

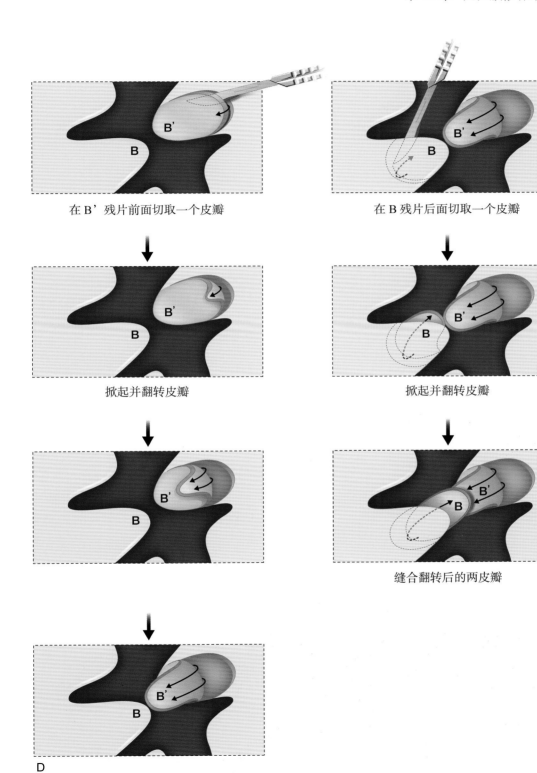

在 B' 残片前面切取一个皮瓣 | 在 B 残片后面切取一个皮瓣

掀起并翻转皮瓣 | 掀起并翻转皮瓣

缝合翻转后的两皮瓣

D

图 12-3 （续）D. 皮瓣处理的方法

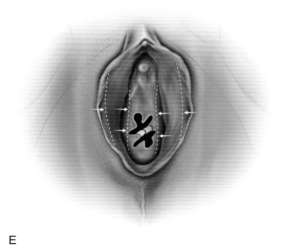

E

图 12-3 （续）E. 缝合两侧小阴唇以减少对处女膜残片伤口的牵拉。

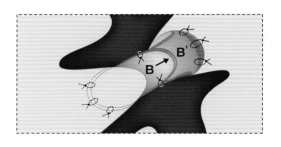

F

图 12-3 （续）F. 用 5-0 单乔 RB-1 角针缝合 B 与 B' 反转皮瓣。

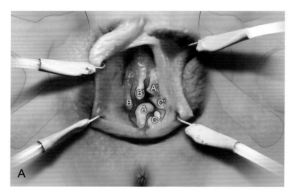

A

图 12-4　A. 标记处女膜残片。

B' 残片与 B 相对应 （图 12-4B）。C 与 C' 相对应 （图 12-4C），A 与 A' 缝合后 （图 12-4D）。

A-A' 缝合后右侧剩余的处女膜残片 （患者右侧）（图 12-4E）。A-A' 缝合后左侧剩余的处女膜残片 （患者左侧）（图 12-4F）。

手术黏合的方式可以用一双相对的手来做比较。握紧的拳头代表了相对应的处女膜碎片 （图 12-4G）。伸开拳心向上的手指代表

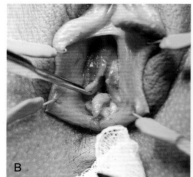

B

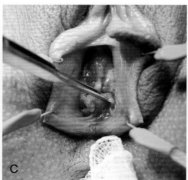

C

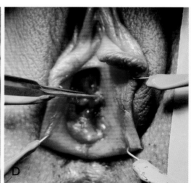

D

图 12-4 （续）B. B' 残片与 B 相对应；C. C 与 C' 相对应；D. A 与 A' 缝合后。

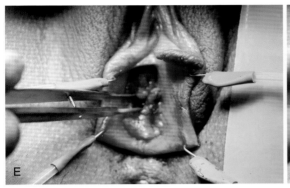
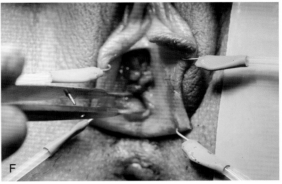

图 12-4　（续）E、F. A-A' 缝合后右侧和左侧剩余的处女膜残片。

从上方掀起的皮瓣，该皮瓣可以向前反转（手指尖代表了皮瓣的尖；手掌则代表皮瓣掀开的面）（图 12-4H）。伸开拳心向下的手指代表从下面掀起的皮瓣，将皮瓣从下向上展开（指尖代表皮瓣的尖，手掌代表皮瓣掀开的面）（图 12-4I）。伸开的双手手指可以轻松地靠近到一起，也即各自掀起的皮瓣能够轻松地缝合到一起（图 12-4J）。

　　在 B' 碎片的前面向远端切取一个上方蒂反转皮瓣（图 12-4K）。L 图展示了 B' 皮瓣反转的方式（图 12-4L）。在 B 碎片的后面向近端切取一个下方蒂反转皮瓣（图 12-4M）。

　　注射前用镊子夹起碎片 C'（图 12-4N），注射麻药使碎片体积增大，方便切取皮瓣（图 12-4O），同法处理碎片 C（图 12-4P）。

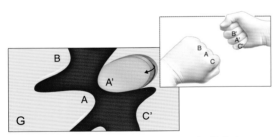

两相对握拳的手代表相对的处女膜残片

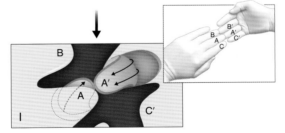

伸开拳心向下的手指代表从下面掀起的皮瓣

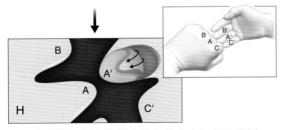

伸手拳心向上的手指代表从上方掀起的皮瓣

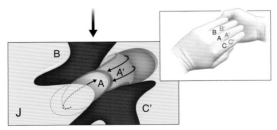

伸开的手指可以轻松地靠在一起，也即各自掀起的
皮瓣能轻松缝合到一起

图 12-4　（续）G~J. 手术黏合的方式。

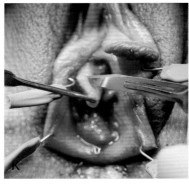
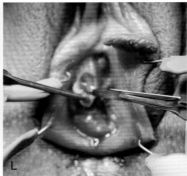
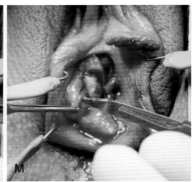

图 12-4 （续）K~M. 皮瓣反转。

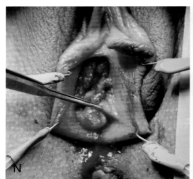
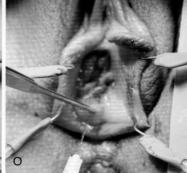
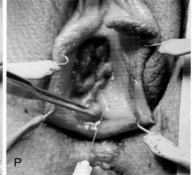

图 12-4 （续）N~P. 处理碎片 C 和 C'。

在 C' 碎片的前面向远端切取一个上方蒂反转皮瓣（图 12-4Q）。R 图展示了 C' 皮瓣反转的方式（图 12-4R）。如果出血，建议使用纱布或棉签压迫，要慎用电凝（图 12-4S）。

碎片 C 与 C' 的缝合方式见 T 图（图 12-4T）。使用带针的 5-0 单乔线可以最大程度地减少针线对组织创伤。紫色的线可以使缝合的时候看得更清楚（图 12-4U）。图 12-4 的 V

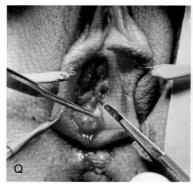
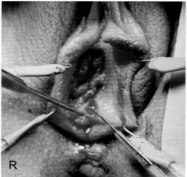
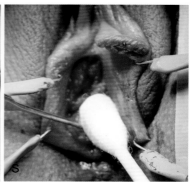

图 12-4 （续）Q~S. C' 皮瓣反转。

图标注了 3 处缝线黏合处——A–A'、B–B'、C–C'。去除牵拉器后可以看到阴道口的外观（图 12-4W）。

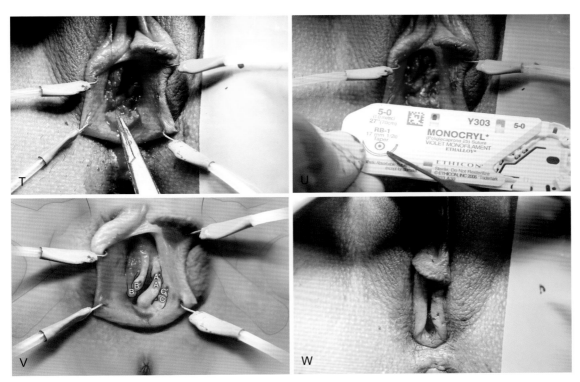

图 12-4 （续）T、U. 碎片 C 与 C' 的缝合；V、W. 3 处缝线黏合处及阴道口外观。

环扎术

图 12-5 展示了如何进行环扎术。

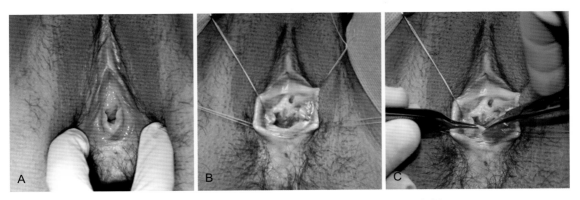

图 12-5 A. 术前；B. 外展两侧小阴唇；C. 用眼科剪在 6 点钟方向人为制造一个创面。

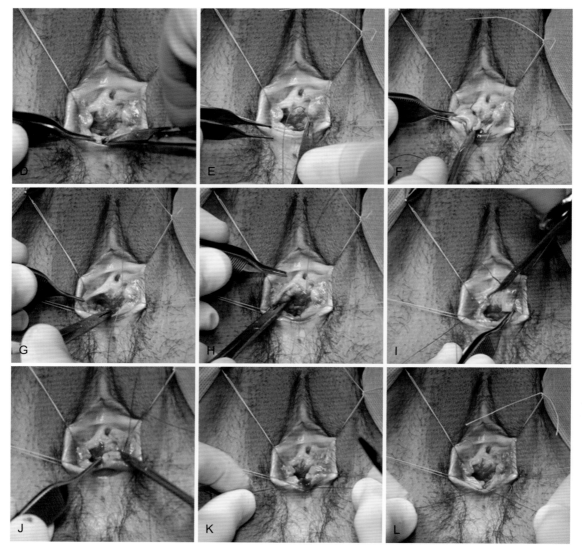

图 12-5 （续）D. 扩大创面；E~J. 缝合开始于 6 点钟方向，4-0 肠铬线从黏膜下沿顺时针方向，出针后从原针孔进入连续缝合伤口；K. 在阴道口处适当收紧以缩小阴道口直径；L. 在 6 点钟方向打结。

传统的剥脱皮瓣缝合方法

图 12-6 展示了传统的剥脱皮瓣缝合的方法。

Ancillary 手术操作

处女膜修补术能够收紧阴道，这是一个误解。包括很多医生也会混淆这两者的概念。就像 Goodman[59] 提到的同时进行阴道管径的缩小，并不是真的收紧阴道。这在之前的第 11 章会阴成形术与会阴阴道成形术中也探讨过。处女膜修复工具包（Hen Night Accessories）的官

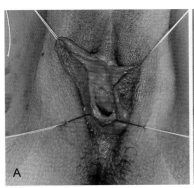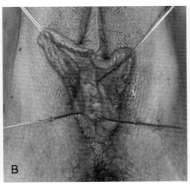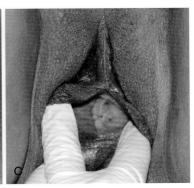

图 12-6　A. 术前牵拉暴露阴道口；B. 手术缝合后即刻观；C. 术后 3 周，黏合处已愈合。

网建议，如有这方面需求，可以同时使用阴道紧致霜来增强疗效 [61]。

术后护理

作者通常建议患者术后 24~48 小时内常规冰敷，给予标准止痛方案。伤口的护理包括小便后轻柔地冲洗，大便后轻轻擦干。术后可以淋浴，但不建议泡澡；可以坐浴（最好凉一些）来舒缓并清洁伤口；术后 4 周不可使用公共浴池、热水浴缸、桑拿等 [63]。建议 4 周内活动要轻柔且不可进行体育锻炼。不可使用卫生棉条。可以使用涂抹软膏的卫生巾或非接触不粘垫防止粘到伤口。最重要的一条交代就是千万不要检查伤口（这会导致伤口撕裂）。尤其是在术后 4 周以内。

极少情况下，如患者术后短期内需要进行处女膜检查，在这种情况下，术后 3~4 周回访时将缝线拆除，绝大多数情况下，缝线会在 6~8 周自行吸收，不需要拆除。

术后效果评估

由于缺乏术后随访，手术效果很难评价，这也就造成了所谓的手术"成功率"很低。在一篇关于 20 例处女膜残片粘连手术的报道中，仅随访到 10 例，Longmans 等 [30] 声称这 10 例患者都获得了满意的效果。Ou 等 [60] 采用了 Longmans 的方法做了 2 例患者，但 2 例都进行了二次修复（失败率 100%）。而在他进行的 6 例环扎术中患者均表示对手术"不后悔"。Van Moorst 等 [1] 报道了 24 例患者，19 例进行了术后随访，但只有 2 例（11%）首次性交出血，17 例（89%）并没有出血。尽管很多患者术后首次性生活并没有出血，19 例随访患者中仍有 68% 的患者称如果再做一次选择，她们仍愿意选择手术，所有患者都声称"不后悔"此次手术。

从作者个人经验来说，7 例患者中有 6 例（进行文中介绍的方法）通过电话随访或到院检查后认为是成功的。手术成功的标准为术后 1 个月体检时有至少 2~3 处成功粘连或者首次性交出血。一例患者术后 4 周体检，3 处缝合处仅有 1 处成功粘连。患者在结婚前 5 天予以 5-0 肠铬线环扎来保证新婚当晚出血，后来经证实确实以首夜出血来圆满结束。

存在的问题与并发症

对处女膜修补术的并发症的研究像术后效果的研究一样少之又少。这与社会、宗教、文化及道德因素息息相关。绝大多数的作者都认为处女膜修补术的并发症很少见。然而，曾有非正式的记载，"处女膜修补术导致畸形，过度修复导致性交障碍或阴茎不能插入，伤口裂开，处女膜环处的畸形等；欺骗伴侣，导致社会对妇女的漫长的不公正对待等[59]。"出现首次性交未能出血，以及严重的医疗并发症[3, 5, 13]。如果手术仅仅在处女膜上进行，那么恢复后是没有痕迹的，这在一项青春期少女的相关研究中也得到了证实[32]。

处女膜修补术是一项很有意思的手术，最常见的并发症为伤口裂开，这也是处女膜破裂后常见的自然状态。在 Longmans 等[30]、Ou 等[60]、Van Moorst 等[1]的文献中都认为伤口裂开，首次性交未出血是处女膜修补术唯一的并发症[1, 30, 60]。但对于这些初夜没有出血的患者的后续结果文章并没有进一步阐述，作者只能从 Van Moorst 的一篇报道中初步推测（尽管可能存在偏差），绝大多数患者（19/24 例）并不后悔进行这项手术。

参·考·文·献

[1] van Moorst BR, van Lunsen RH, van Dijken DK, et al. Backgrounds of women applying for hymen reconstruction, the effects of counselling on myths and misunderstandings about virginity, and the results of hymen reconstruction. Eur J Contracept Reprod Health Care 17:93, 2012.

[2] World Health Organization (WHO). Female genital mutilation: an overview. Geneva, Switzerland: World Health Organization, 1998. Available at *http://apps.who.int/iris/bitstream/10665/42042/1/9241561912_eng. pdf.*

[3] O'Connor M. Reconstructing the hymen: mutilation or restoration? J Law Med 16:161, 2008.

[4] Webb E. Cultural complexities should not be ignored. BMJ 316:462, 1998.

[5] Cook RJ, Dickens BM. Hymen reconstruction: ethical and legal issues. Int J Gynecol Obstet 107:266, 2009.

[6] Essén B, Blomkvist A, Helström L, et al. The experience and responses of Swedish health professionals to patients requesting virginity restoration (hymen repair). Reprod Health Matters 18:38, 2010.

[7] Dobbeleir J, Landuyt K, Monstrey S. Aesthetic surgery of the female genitalia. Semin Plast Surg 25:130, 2011.

[8] El Hennawy M. Hymenoplasty. Available at *http://www.powershow.com/view/3b58f5-MjAzZ/Hymenoplasty_ Dr_Muhammad_El_Hennawy_Ob_gyn_specialist_Rass_powerpoint_ppt_presentation.*

[9] Kandela P. Egypt's trade in hymen repair. Lancet 347:1615, 1996.

[10] Usta I. Hymenorrhaphy: what happens behind the gynaecologist's closed door? J Med Ethics 26:217, 2000.

[11] Awwad J, Nassar A, Usta I, et al. Attitudes of Lebanese University students towards surgical hymen reconstruction. Arch Sex Behav 42:1627, 2013.

[12] Eşsizoğlu A, Yasan A, Yildirim AE, et al. Double standard for traditional value of virginity and premarital sexuality in Turkey: a university student's case. J Womens Health 51:136, 2011.

[13] Roberts H. Reconstructing virginity in Guatemala. Lancet 367:1227, 2006.

[14] Paterson-Brown S. Commentary: education about the hymen is needed. BMJ 316:461, 1998.

[15] Ahmadi A. Ethical issues in hymenoplasty: views from Tehran's physicians. J Med Ethics 40:429, 2014.

[16] Philadelphoff-Puren N. Exhibiting the hymen: the blank page between law and literature. Stud Law Polit Soc 34:33, 2004.

[17] Gürsoy E, Vural G. Nurses' and midwives' views on approaches to hymen examination. Nurs Ethics 10:485, 2003.

[18] Raveenthiran V. Surgery of the hymen: from myth to modernization. Indian J Surg 71:224, 2009.

[19] Cook S. The Islamic Garden. The myth of the hymen continues. Available at *http://www. islamicgarden.com/ mythhymen.html*.

[20] Committee on Gynecologic Practice, American College of Obstetricians and Gynecologists. ACOG Committee Opinion No. 378: Vaginal "rejuvenation" and cosmetic vaginal procedures. Obstet Gynecol 110:737, 2007.

[21] Royal College of Obstetricians and Gynaecologists. Statement number 6: Hymenoplasty and Labial Surgery. London: Royal College of Gynaecologists, 2009.

[22] Goodman MP, Bachmann G, Johnson C, et al. Is elective vulvar plastic surgery ever warranted, and what screening should be conducted preoperatively? J Sex Med 4:269, 2007.

[23] Friedman RL. Surgery is not what it seems. BMJ 316:462, 1998.

[24] Kopelman LM. Make her a virgin again: when medical disputes about minors are cultural clashes. J Med Philos 39:8, 2014.

[25] Earp BD. Hymen 'restoration' in cultures of oppression: how can physicians promote individual patient welfare without becoming complicit in the perpetuation of unjust social norms? J Med Ethics 40:431, 2014.

[26] Wild V, Neuhaus Bühler R, Poulin H, et al. [Requests for online consultations on the operative reconstruction of the hymen—data from the university hospital Zurich and the children's hospital Zurich] Praxis (Bern 1994) 99:475, 2010.

[27] Raphael DD. Commentary: the ethical issue is deceit. BMJ 316:461, 1998.

[28] Amy JJ. Certificates of virginity and reconstruction of the hymen. Eur J Contracept Reprod Health Care 13:111, 2008.

[29] Helgesson G, Lynöe N. Should physicians fake diagnoses to help their patients? J Med Ethics 34:133, 2008.

[30] Longmans A, Verhoeff A, Raap RB, et al. Should doctors reconstruct the vaginal introitus of adolescent girls to mimic the virginal state? Who wants the procedure and why? BMJ 316:459, 1998.

[31] Hobday AJ, Haury L, Dayton PK. Function of the human hymen. Med Hypotheses 49:171, 1997.

[32] McCann J, Miyamoto S, Boyle C, et al. Healing of hymenal injuries in prepubertal and adolescent girls: a descriptive study. Pediatrics 119:1094, 2007.

[33] Curtis E, San Lazaro C. Appearance of the hymen in adolescents is not well documented. BMJ 318:605, 1999.

[34] Edgardh K, Ormstad K. The adolescent hymen. J Reprod Med 47:710, 2002.

[35] Mor N, Merlob P, Reisner SH. Types of hymen in the newborn infant. Eur J Obstet Gynecol Reprod Biol 22:225, 1986.

[36] Gardner JJ. Descriptive study of genital variation in healthy, nonabused premenarchal girls. J Pediatr 120:251, 1992.

[37] Berenson AB, Heger AH, Hayes JM, et al. Appearance of the hymen in prepubertal girls. Pediatrics 89:387, 1992.

[38] Berenson A, Heger A, Andrews S. Appearance of the hymen in newborns. Pediatrics 87:458, 1991.

[39] Berenson AB. Appearance of the hymen at birth and one year of age: a longitudinal study. Pediatrics 91:820, 1993.

[40] Berenson AB. A longitudinal study of hymenal morphology in the first 3 years of life. Pediatrics 95:490, 1993.

[41] Heger AH, Ticson L, Guerra L, et al. Appearance of the genitalia in girls selected for nonabuse: review of hymenal morphology and nonspecific findings. J Pediatr Adolesc Gynecol 15:27, 2002.

[42] Goodyear-Smith FA, Laidlaw TM. What is an 'intact' hymen? A critique of the literature. Med Sci Law 38:289, 1998.

[43] Berenson AB, Chacko MR, Wiemann CM, et al. Use of hymenal measurements in the diagnosis of previous penetration. Pediatrics 109:228, 2002.

[44] Stewart ST. Hymenal characteristics in girls with and without a history of sexual abuse. J Child Sex Abus

20:521, 2011.

[45]　Loeber O. Over het zwaard en de schede; bloedverlies en pijn bij de eerste coïtus. Een onderzoek bij vrouwen uit diverse culturen. Tijdschr Sek 32:129, 2008.

[46]　Prakash V. Hymenoplasty—how to do. Indian J Surg 71:221, 2009.

[47]　Emans SJ, Woods ER, Allred EN, et al. Hymenal findings in adolescent women: the impact of tampon use and consensual sexual activity. J Pediatr 125:153, 1994.

[48]　Cunningham FG, MacDonald PC, Gant NF, et al. Anatomy of the reproductive tract. In Cunningham FG, MacDonald PC, Gant NF, et al, eds. Williams Obstetrics, ed 20. Norwalk, CT: Appleton & Lange, 1997.

[49]　Rogers DJ, Stark M. The hymen is not necessarily torn after sexual intercourse. BMJ 317:414, 1998.

[50]　Goodyear-Smith FA, Laidlaw TM. Can tampon-use cause hymen changes in girls who have not had sexual intercourse? A review of the literature. Forensic Sci Int 94:147, 1998.

[51]　Adams JA, Botash AS, Kellogg N. Differences in hymenal morphology between adolescent girls with and without a history of consensual sexual intercourse. Arch Pediatr Adolesc Med 158:280, 2004.

[52]　Karaşahin KE, Alanbay I, Ercan CM, et al. Comment on a cerclage method for hymenoplasty. Taiwan J Obstet Gynecol 48:203, 2008.

[53]　Heppenstall-Heger A, McConnell G, Ticson L, et al. Healing patterns in anogenital injuries: a longitudinal study of injuries associated with sexual abuse, accidental injuries, or genital surgery in the preadolescent child. Pediatrics 112:829, 2003.

[54]　Cartwright R, Cardozo L. Cosmetic vulvovaginal surgery. Obstetrics, Gynaecol Reprod Med 18:285, 2008.

[55]　Duggal NL, Mercado C, Daniels K, et al. Antibiotic prophylaxis for prevention of postpartum perineal wound complications: a randomized controlled trial. Obstet Gynecol 111:1268, 2008.

[56]　Buppasiri P, Lumbiganon P, Thinkhamrop J, et al. Antibiotic prophylaxis for third- and fourth-degree perineal tear during vaginal birth. Cochrane Database Syst Rev 11:CD005125, 2010.

[57]　Renganathan A, Cartwright R, Cardozo L. Gynecological cosmetic surgery. Exp Rev Obstet Gynecol 4:101, 2009.

[58]　Tschudin S, Schuster S, Dumont dos Santos D, et al. Restoration of virginity: women's demand and health care providers' response in Switzerland. J Sex Med 10:2334, 2013.

[59]　Goodman MP. Female genital cosmetic and plastic surgery: a review. J Sex Med 8:1813, 2011.

[60]　Ou MC, Lin CC, Pang CC, et al. A cerclage method for hymenoplasty. Taiwan J Obstet Gynecol 47:355, 2008.

[61]　pbw. Menfolk behold the monster you created: wedding night survival kit for fake virgins. Available at *http://peacebenwilliams.com/menfolk-behold-the-monster-you-created-wedding-night-survival-kit-for-fake-virgins-see-photo/*.

[62]　pbw. Hymen Shop. Available at *http://www.hymenshop.com*.

[63]　Ramler D, Roberts J. A comparison of cold and warm sitz baths for relief of postpartum perineal pain. J Obstet Gynecol Neonatal Nurs 15:471, 1986.

第 13 章
辅助治疗

Clara Santos, Red Alinsod

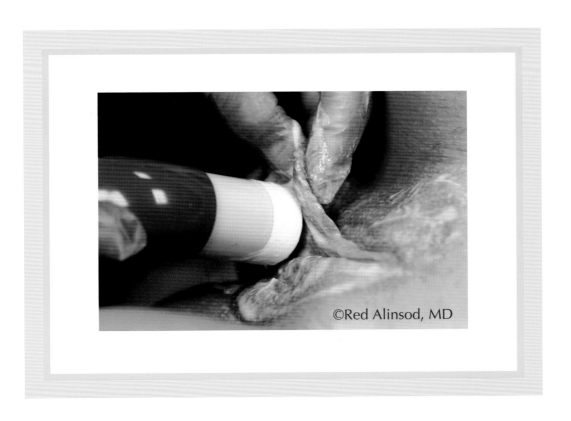

©Red Alinsod, MD

外阴漂白技术

Clara Santos

要点

- 外阴色素沉着是由于黑色素浓度增高所致，通常继发于一些慢性疾病，口服药物治疗或物理摩擦等。外阴色素沉着在一定程度上会影响妇女自信及两性健康。
- 治疗手段包括应用弱酸性化学剥脱、物理剥脱促进皮肤新生，以及点阵 CO_2 激光。

美学是支配大众审美和艺术审美的一套准则。它包括对美的认知及美带来的情感共鸣。

当今时代，患者高度关注自我需求，因此追求更加完美的躯体，而不是满足于所谓的"改善"。随着女性越来越倾向于选择一些治疗来达到变美，增强自信的目的，那么他们希望通过"回春"来重塑身体私密部位也就不足为奇了[1]。

外阴色素沉着的病因

肤色是由皮肤中所含的色素量决定的，例如胡萝卜素、血红蛋白、黑色素等的含量。外阴色素沉着最主要的色素是黑色素。每个人都具有相似数目的产生黑色素的细胞（黑色素细胞），但黑色素的产生量在个体之间差别很大，这也导致了肤色的差异性。

良性的外阴色素沉着通常由局部皮肤病引起，例如色斑、黑变病、炎症后色素沉着、脂溢性角化、黑棘皮病、单纯性雀斑、疣、扁平苔藓、红斑狼疮和银屑病。系统性疾病如库欣综合征与艾迪生病也可导致外阴色素沉着[2]。

恶性黑色素病变包括外阴上皮内瘤变和恶性黑色素瘤[3]。当临床检查和皮肤镜检不能确定时，推荐组织活检来进一步明确诊断。

在少数情况下，一些药物如补骨脂素、佛手柑、砷剂和细胞静息药物也可引起色素沉着。内分泌异常状态，如克氏疟原虫和促肾上腺皮质激素分泌过剩以及生理性的内分泌旺盛，如妊娠等都可以刺激生殖器区域变黑。在这种情况下，患者的皮肤反应主要与血红蛋白和胡萝卜素的含量有关。

多数情况下，外阴的色素沉着是由过度摩擦引起的：蜜蜡脱毛，塑型内衣，过紧的衣服或泳衣等。这些都会过度搓揉皮肤，刺激外阴 – 腹股沟与肛周皮肤变黑，使患者羞于展示变黑的皮肤并严重影响自信。

理想的外阴

与男性相比，外阴黏膜色素沉着在女性中更多见[4]。患者可仅仅出于美观要求，也可出于功能改善，来寻求外阴或阴道方面的治疗。出于美观要求的患者很大一部分是为了改善色素沉着。即使是在寻求功能改善的患者中，也有相当一部分患者认为色素沉着导致她们不自信，从而影响性生活的和谐度。

化学剥脱剂

乳酸换肤

乳酸属于 α – 羟基酸，是一种常用的温和酸，广泛应用于护肤品中。在自然界中通常存在于酸牛奶或腐败的牛奶中。乳酸可以改善皮肤含水量、肤色以及光泽度。具有保湿、去油、亮白皮肤的作用。作为保湿剂，乳酸可以通过建立屏障来保护细胞内的水分来改善皮肤含水量。乳酸可以温和地去除皮肤表面的死皮，做完治疗后，新生的皮肤会更加的柔软光滑。对于提亮肤色，使用低浓度的乳酸多次治疗后可以明显改善肤色。

壬二酸

壬二酸由糠秕马拉色菌发酵而成，糠秕马拉色菌是正常皮肤上的一种酵母菌。它的主要化学性质是抗菌和抗角化，同时也可以去除自由基。最初，壬二酸用于治疗酒糟鼻和Ⅰ、Ⅱ级痤疮。对于色素沉着，使用壬二酸可以提亮肤色，抑制酪氨酸酶活性减少黑色素合成。除此之外，它还具有抗氧化和杀菌作用。

苯基乙醇酸

苯基乙醇酸是从苦杏仁中提取的。它具有剥脱性，可以温和地剥脱皮肤表面的死皮。跟乙醇酸和乳酸一样，它也是 α – 羟基酸的一种。它的分子量较大（与乙醇酸和乳酸相比）、渗透性较弱，因此对皮肤的刺激性更小。它同时具有抗菌性和皮肤保湿特性。

提亮肤色技术

化学剥脱

化学剥脱是一种古老的但很有效的换肤方法。剥脱后，新生的皮肤更加白皙光滑。外阴部位由于比较敏感，所以化学剥脱相对比较困难。除此之外，由于过量的色素沉着通常可延伸到大阴唇皮肤和内侧腹股沟区域，准确确定治疗的范围也是一个挑战。由于腹股沟区域的皮肤存在自然皱褶，且随着运动会与衣物摩擦，因此这个部位的皮肤容易受伤。但即便如此，一些化学剥脱剂与复合溶液在该部位的应用也取得了不错的疗效。包括富含低浓度植酸、维甲酸和壬二酸的复合溶液。

G 剥脱溶液

G 剥脱溶液是主要应用在外阴美白的一种复合溶液。作用机制为在不增加皮肤创伤的情况下减轻色素沉着。治疗一个疗程是 8 次，每次治疗前一天都要把毛发剃除干净。剥脱前，用中性肥皂清洗术区，用纱布保护好黏膜非常重要。用一次性刷子将复合溶液刷在需要剥脱的外阴和大阴唇部位，停留 15~20 分钟后，用清水洗掉。绝大多数情况下皮肤反应轻微，且通常无不适。如果患者在治疗过程中有任何刺激不适，要立即清洗干净。对于没有刺激反应的患者，建议每 15 天到 2 个月可以重复治疗一次，直到达到满意的效果。

术后家庭护理要持续 2 个月，但方便易行。该部位的清洁，建议使用温和的含乳酸菌香皂，可以帮助恢复自然的阴道酸碱度。除此之外，也可使用含洋甘菊、芦荟或金盏菊等活性成分的清洁剂。禁用碱性清洁剂或硬毛刷肥皂。每天使用保养霜 2 次，保养霜内主要含低浓度的美白成分，如维生素 C、植酸和曲酸。

点阵 CO_2 激光

点阵激光广泛应用于皮肤科、妇科与美容科（参见第 17 章）。点阵 CO_2 激光导致一些特定的微小破坏灶，但保留其周围的皮肤。建议在皮肤 Fitzpatrick 分型 Ⅰ ~ Ⅲ 的患者中使用该治疗方案，而对于较深的皮肤由于更易导致色素反黑而不建议使用。

安全防范措施

在外阴色素沉着的治疗中，不论是采用化学剥脱还是激光，首要的是要保护好皮肤，不要引起烧烫伤，加重炎症后色素沉淀。

如果患者出现以下情况，请暂停治疗：

- 发红
- 鳞屑
- 瘙痒
- 烧灼感

疗程要推迟到皮肤恢复正常后才能继续进行。

结果

患者辅助治疗前后的效果见图 13-1 和图 13-2。

总结

对于外阴色素沉淀的患者，治疗前需要仔细进行体检，皮肤镜甚至病理切片来排除包块或特殊的临床疾病。下一步就是将外阴的皮肤清洁干净来治疗色素沉淀。恰当的护理、剥脱剂的使用或者激光都具有一定的疗效，可以让患者多了解各种治疗方案。随着技术的越来越成熟，会有更多的患者受益，增强其自尊与自信心水平。

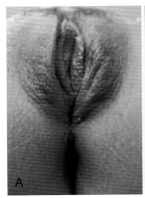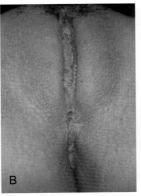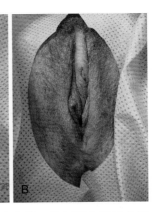

图 13-1　A. 32 岁女性患者治疗前。大阴唇色素沉淀伴容量缺失；B. 治疗术后。透明质酸填充两侧大阴唇（每侧 5 ml），G 化学剥脱溶液治疗色素沉着部位。

图 13-2　A. 58 岁女性治疗前。绝经后大阴唇容量丢失伴色素沉着；B. 治疗后。透明质酸填充大阴唇（每侧 4 ml），G 化学剥脱溶液来治疗色素沉淀。

真皮电穿孔技术在外阴色素沉着方面的应用

Red Alinsod

要点

- 真皮电穿孔技术是一项通过瞬间降低皮肤电阻打开水分子通道来允许生物大分子穿过皮肤的技术。
- 抗坏血酸渗透进皮肤的量非常有限。
- 生物大分子如四己基癸醇抗坏血酸酯（BV-OSC）作为天然的生物抗氧化剂与漂白剂可以被应用于外阴阴道漂白治疗中。
- 通过真皮电穿孔技术可以安全有效地达到外阴美白的效果，但必须是在足够的治疗周期下才可。
- 通过真皮电穿孔技术导入其他的生物大分子，如胶原或透明质酸，可以起到皮肤的年轻化的效果。

电穿孔技术：一种应用在基因治疗中的技术

电穿孔技术是一种将治疗性的药物或有益的基因直接导入到靶细胞的医学手段。30 多年前，研究者发现使用电场干预可以引起细胞膜渗透性的短暂改变 [5]。这可以通过观察细胞膜上的微孔大小来证实。导入靶向治疗药物后，关闭电场，微孔会在 30 分钟内关闭且不会伤害到细胞。这一现象就是所谓的电穿孔技术。其名字来源于电流与微孔两个词的组合。电穿孔技术在肿瘤治疗中应用广泛，例如基因治疗中的 DNA 靶向治疗或 DNA 疫苗。

短暂的高电压脉冲对皮肤的电学特性会产生可逆性的改变。皮肤电阻在一个脉冲也就是几微秒内可下降多达 3 个数量级。这一改变会在随后的数分钟或几十分钟内部分甚至完全恢复。而在相对较低的电压下（小于 30 V），这种皮肤阻力的下降多是由于附属器的开放引起的（例如汗腺或毛囊）。这一作用可被应用在美容治疗方面，如外阴与肛周的美白。

真皮电穿孔技术应用的目的在于使药物分布得更加均匀。在导入皮肤表面活性物质的同时，电场作用于皮肤表层而不会损伤深部的神经与肌肉。电流穿过皮肤形成小的破坏灶后，向下渗入的深度取决于放电间距。多个电极间较窄的间距会将治疗的能量全部聚集在皮肤表层，这也使得外阴阴道附近的漂白治疗得以实现。

在医疗美容乃至生活美容中，效果与患者的体验感同样重要。有研究表明，至少有 4 个主要的因素可能会影响这一重要指标：配方溶液及其 pH 值、电极的设计、电流参数，以及治疗部位[5]。对于药妆来说，理想的配方溶液应该是稳定的、中性的 pH 值。稳定的配方（如胶原含量）是疗效的重要保障。

真皮电穿孔技术：一种无针导入技术

真皮电穿孔技术——就像它的名字一样，是皮肤学与电穿孔技术词根的组合。它是一种将离子物质导入到真皮层或真皮下层的方法。真皮电穿孔技术是很多年前由意大利佛罗伦萨的 Mattioli 工程公司发明的专利技术，这一技术的临床验证是在锡耶纳大学进行的[5]。当电流为 0 的时候可以使所有的离子溶液保持稳定（不仅仅是那些离子透入疗法使用的溶液），这是由于电极间缺乏电解质反应造成的。实验首次证实了该技术可以经真皮传送微小分子的物质（1 000 000 道尔顿或更大），包括胶原、透明质酸、弹力纤维、维生素 C、曲酸以及氢醌等。这也说明可以尝试使用真皮电穿孔技术导入新型物质，主要是那些分子量比较低的物质。而这些物质是完全不可能通过经典的电离子透入法传输的。

真皮电穿孔技术的相关研究

自从意大利锡耶纳大学的 Bacchi 教授首次报道真皮电穿孔的临床实验以来，关于这一内容的科学报道迄今为止已超过了 4 000 篇，这些研究集中探讨了该方法的效果及可行性。

生物活性药物或大分子物质如多肽类药物、蛋白质、寡核苷酸、糖胺聚糖通常半衰期很短，缺乏生物活性。这些特性决定了它们很难被常规用来做治疗，除非在医院内进行肠外营养。在一个病例报道中，作者使用 Transderm Ionto System（Mattioli 工程公司）或 Collagenizer 机器（Vitality concepts）成功完成了真皮电穿孔技术[6]（图 13-3）。另外，经皮导入生物活性物质的效果也在动物实验中得到了验证。使用可控电脉冲技术与直接进行直流电的对比研究后发现，后者经真皮透入的分子量明显减少。

该研究主要分为以下 3 个部分：

第一部分：显微镜下观察施加电场后皮肤组织的变化。

第二部分：定性分析蛋白质大分子通过真皮的能力（Ⅰ型胶原）。

第三部分：定量研究利多卡因通过真皮的量。

这项研究表明真皮电穿孔技术可以用于生物活性物质的导入，不管是大分子的 I 型胶原蛋白，还是一般的局麻药物利多卡因。

这一治疗方法可以应用于治疗皮肤痤疮或不伴松垂的皮肤初老症状。也可应用在面部或身体部位的皮肤保养中。治疗的流程包括首先微晶磨削掉皮肤表面的角质层，增加皮肤血液循环。随后，使用真皮电穿孔技术将营养活性物质导入到皮肤内。这是一种通过发放可控的电脉冲的方式，在真皮细胞间打开通道，从而使活性物质能够进入到真皮的技术[7]。此外，真皮电穿孔技术的振动特征还可以广泛激活默克尔小体，大量连接修复自身组织。

真皮电穿孔技术治疗方案

早在 20 世纪 70 年代初期，一些美国皮肤病学者就发现选择合适的波长，在短时间内发放强电脉冲可以改变细胞膜极性[8]。首次电击后，细胞膜极性缓慢的发生转换，即使不使用电解液，也可使细胞间通道开放，物质能进行传输。这一过程称之为"电穿孔治疗"，配合一些特殊的技术，可以经真皮治疗恶性黑色素瘤。

要达到电穿孔的效果，通过可控的电脉冲波产生的透膜电压要达到 0.5~1.5 V。脉冲可以引起细胞膜脂质成分开放亲水性通道，从而打开皮肤毛孔。这一变化就使得细胞膜对亲水大分子的通透性大大增加，而更易进入到皮肤内。一旦这些通道开放，通常可以持续数秒的时间。真皮电穿孔就是采用这一原理。但是，它并不会破坏细胞或改变细胞膜的特性。与电穿孔技术不同的是，真皮电穿孔技术使用的是电压更低波形更适宜的电脉冲，因此在细胞间通道打开，活性物质导入皮肤的同时，避免了不必要的电解效应。

真皮电穿孔技术使用环形脉冲将大分子物质导入到真皮内（如胶原、透明质酸、弹力纤维、维生素 C、曲酸与利多卡因）[9]。这一创新性技术可以在发放大量反向极性的脉冲的同时，避免产生电解效应，充分利用低电压低电流效应将有效物质传输到真皮。在此过程中患者无不适感，迄今也尚未发现不良反应。

与特定脉冲序列的传递一起应用的是一台能发出 50~100 Hz 的机械振动仪。能够引起柔和的正弦波并刺激默克尔小体。振动仪在治疗中发挥作用主要通过以下两种方式：

（1）麻醉作用：电脉冲的频率等于或 2 倍于震动的频率，当震动的感觉超过电脉冲作用的感觉时，就能产生一种止痛的效果。

（2）振动可以加速血液与淋巴循环；具有按摩效果，这也能有效促进活性物质进入真皮层。

2003 年，诺贝尔化学奖颁给了 Perter Agre[10] 和 Roderick MacKinnon[11] 博士。他们关于离子通道结构与作用的研究初步证明了人类真皮最有趣的特征："水凝胶电泳"。这些细胞间的亲水基通道会在某些特定的物理、振动、机械、化学或神经作用下自行开放，从而

使细胞内外物质进行交换。这些亲水基闸门一天内可开放
1 000 000 000 000 000 000.00 次之多。

由此可以推断真皮电穿孔技术可以从外激活细胞水凝
胶电泳，以此来经真皮运送更大分子量的物质，甚至比意大
利佛罗伦萨大学在大鼠实验上使用的分子量还要大。在这项
研究中，免疫荧光染色证明了 0.8 μm 大小的 Ⅰ 型胶原蛋白
可以顺利通过真皮层。

最近菲律宾的一项研究表明，治疗后皮肤中的黑色素
指数降低也就是皮肤变白，主要归功于美白成分的作用（维
生素 C）（个人经验）[12]。研究者使用一种稳定的、生物可
利用的油溶性维生素 C（BV-OSC）来阻断黑色素合成，抑
制酪氨酸酶活性，作为抗氧化剂来减少皮肤细胞 DNA 损伤

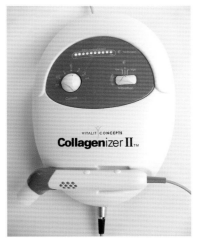

图 13-3　Collagenizer Ⅱ 真皮电穿孔导入仪。

与紫外线造成的细胞损害。抗坏血酸维生素 C 的穿透度很低且具有剂量依赖性，与之相比，
BV-OSC 穿透程度更高且作用更强。并且，它具有一定的累加效果，每周使用一次，连续
使用 6 周可以明显降低黑色素沉积量，提亮皮肤。

在作者的治疗中心进行了一项外阴阴道色素的对照研究。目的是为了验证导入医用维
C 霜的功效。每周治疗 1 次，连续治疗 5 次。治疗结束数周后评估疗效。每次治疗时间大
概 15 分钟，长短取决于治疗范围（图 13-3~ 图 13-7）。导入物质在治疗后的 4 周内仍发挥
后续效应，主要是与表皮活性层相比，进入真皮层内的导入物相对不容易流失。美白的效
果会随着治疗周期持续发挥作用。后续维持治疗可以 1 个月做 1 次，效果在疗程结束后 4~6
周时最佳。由于外阴与肛周比较敏感，不宜使用刺激性较强的物质，如过氧化氢等，真皮电
穿孔技术已被广泛应用于治疗外阴与肛周色素沉着，具有确切的疗效与舒适度。与之相配合
的导入物质，作者也在进一步研究。

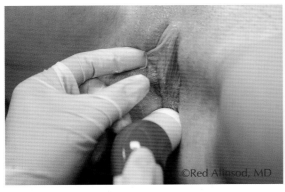
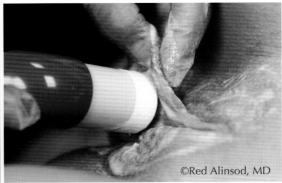

图 13-4　真皮电穿孔技术不仅可以用在外阴阴唇部位，还可以插入阴道内。如图所示，它可以有效提亮肤
色，减轻色沉。除此之外，还可以在大阴唇阴道手术前用来导入表面麻醉药膏，减轻手术疼痛。

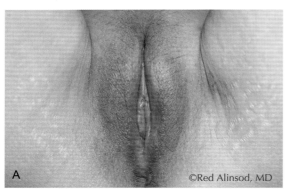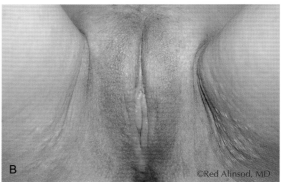

图 13-5　A. 治疗前；B. 5 次 BV-OSC 真皮电穿孔治疗后。

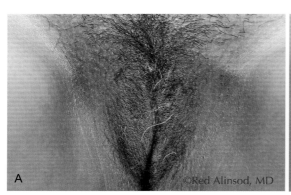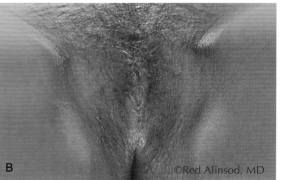

图 13-6　A. 治疗前；B. 5 次 BV-OSC 真皮电穿孔治疗后。

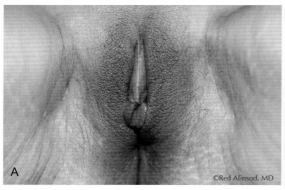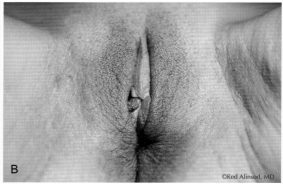

图 13-7　A. 治疗前；B. 5 次 BV-OSC 与曲酸真皮电穿孔治疗后，每周 1 次。

声明

　　Alinsod 博士是 D-More 化妆品公司的专家顾问，该公司也是维生素 C 霜以及 Collagenizer 治疗仪的制造商。

参·考·文·献

[1] Strauss DC, Thomas JM. What does the medical profession mean by "standards of care"? J Clin Oncology 27:192, 2009.

[2] Haefner HK, Johnson TM, Rosamilia LL, et al. Pigmented lesions of the vulva. In Heller DS, Wallach RC, eds. Vulvar Disease: A Clinicopathological Approach. Boca Raton: CRC Press Taylor & Francis Group, 2007.

[3] Rock B. Pigmented lesions of the vulva. Dermatol Clin 10:361, 1992.

[4] Hengge UR, Meurer M. Pigmented lesions of the genital mucosa. Hautarzt 56:540, 2005.

[5] Bacci PA. The role of dermoelectroporation. In Goldman MP, Bacci PA, Leibaschoff G, et al, eds. Cellulite: Pathophysiology and Treatment. New York: CRC Press Taylor & Francis Group, 2006.

[6] Pacini S, Punzi T, Gulisano M, et al. Transdermal delivery of heparin using pulsed current iontophoresis. Pharm Res 23:14, 2006.

[7] Pacini S, Perruzi B, Gulisano M. Qualitative and quantitative analysis of transdermic delivery of different biological molecules by iontophoresis. Ital J Anat Embryol 18(Suppl 2):127, 2003.

[8] Prausnitz MR, Bose VG, Langer R, et al. Electroporation of mammalian skin: a mechanism to enhance transdermal drug delivery. Proc Natl Acad Sci U S A 90:10504, 1993.

[9] Nestor M, Cazzaniga A. Pilot clinical study to evaluate the efficacy of the Transdermal Ionto device to minimize pain and discomfort associated with dermatological cosmetic procedures. Center for Cosmetic Enhancement, Aventura, Florida, 2005.

[10] Agre P. Aquaporin water channels (Nobel Lecture). Agnew Chem Int Ed Engl 20:4278, 2004.

[11] MacKinnon R. Nobel Lecture. Potassium channels and the atomic basis of selective ion conduction. Biosci Rep 24:75, 2004.

[12] Chan GP, Chan H. The efficacy and safety of the Dermoelectroporation®-Collagenizer®II as a transdermal delivery device of large molecule substances for aesthetic improvement—an open pilot clinical trial (submitted for publication).

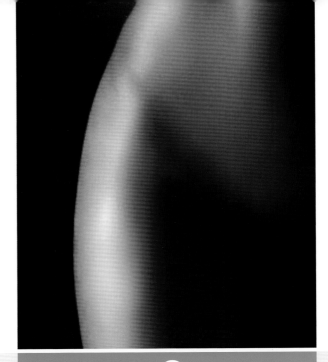

第 3 篇

进 展

Advances

第14章
未来的发展方向

Colin C.M. Moore

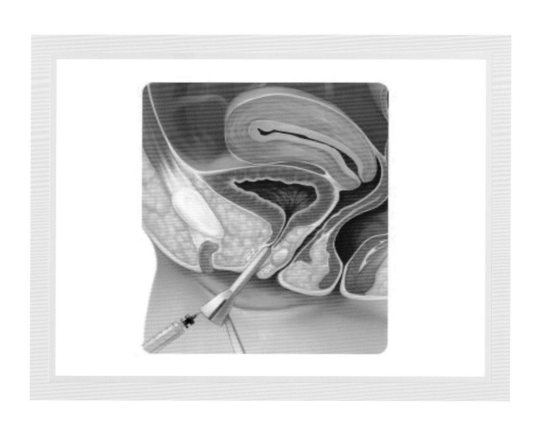

要点

- G 点位于女性尿道下方或前方，大约位于耻骨和子宫颈中间，负责刺激阴道产生性高潮。
- G 点的精确解剖尚不清楚。
- 阴道松弛可以通过阴道成形术来治疗，阴道成形术包括掀起阴道黏膜，暴露肌肉，去除多余的阴道内衬组织，并重新连接肌肉。
- 外阴阴道萎缩可以阴道内涂抹雌激素药膏，口服雌激素替代治疗，或应用射频和激光来治疗。
- 激光阴道回春术是一种微创的、暂时性的治疗方法，可以单独应用，也可以在阴道成形术后使用。
- 射频阴道修复术可促进胶原蛋白形成和重塑，也是一种暂时性的治疗。它类似于激光嫩肤，应用在阴道成形术后非常有效。

G 点

历史

G 点很少在现代医学中提及，主要出现在性学和性医学中，这两门学科一般是与女性性器官有关，尤其与 G 点相关。根据神话故事，提瑞西阿斯是一个牧羊人和女神的儿子，因为伤害了一对正在交媾的蛇，被女神赫拉惩罚，变成了一个女人。后来，提瑞西阿斯卷入了宙斯和赫拉之间关于谁在性生活中具有更多乐趣的争论中，赫拉声称是男性，宙斯声称是女性。作为一个曾经是男人的女人，提瑞西阿斯被认为是最知道答案的，他回答说："10 次中只有 1 次男人是具有更多快感的。"赫拉立即让提瑞西阿斯失明了，因为觉得他不诚实并且揭露了女性性高潮的秘密。从这个神话可以看出，不管出于什么原因，自古女性性行为的真相基本上都是被隐藏起来的 [1]。

在 20 世纪，现代西方文化认为，除了刺激阴蒂之外，女性是无法形成强烈的性高潮的。马斯特斯和约翰逊 [2] 的研究强化了这一观念，他们声称，女性的阴蒂是女性性快乐的唯一来源，尽管许多女性发现这与事实相去甚远。

这种误导一直持续到 1950 年，当时德国妇科医生 Ernst Gräfenberg [3] 发现的大约在女性耻骨和子宫颈中间的女性尿道处有一个极度激起性欲的区域，他的这一发现引起了广泛关注。John Perry 博士和 Beverly Whipple 博士 [4] 将这个区域命名为 Gräfenberg 点，或称 G 点。

Whipple 是 *The G-Spot and Other Discoveries About Human Sexuality*[5] 的共同作者，认为 G 点在 19 世纪上半叶被许多医生忽视有两个原因。首先，G 点位于阴道的前壁，这是在正常阴道检查不能触及的区域。当医生触诊患者的这个区域时，患者会有性反应。其次，医生都接受过培训，不要性刺激他们的患者。Whipple 声称，根据她和 Perry 博士的提示，所有触摸这个区域的妇科医生都可发现这个激起性欲的区域。的确，医生们给 Whippel 带来的反馈证明了所有女性都存在 G 点。

性高潮的类型

女人可以有两种性高潮。但是，并不是严格意义上的"阴蒂高潮"与"阴道高潮"这么简单。命名为"阴蒂激活的"和"阴道激活的"性高潮更为贴切。Jannini 等 [6] 在关于阴道激活性高潮与阴蒂激活性高潮的对比研究中发现：由直接刺激阴蒂导致的性高潮强烈、快速、短暂、表浅和局限，仅限于耻骨区 [7, 8]。相比之下，阴道激活性高潮是弥漫性的、全身性、放射性的，心理上更令人满意，并且持续时间更长 [6-8]。进一步研究表明，同时具有这两种性高潮的女性会因为两个部位的收缩而产生更深、更强、更多重的性高潮。

最常见的性高潮（有时称为阴蒂激活的性高潮）也涉及阴道，因为阴蒂刺激产生支撑骨盆底部的耻骨尾骨肌的收缩，从而导致阴道收缩。由 G 点刺激引起的性高潮也涉及阴道，但也可引起盆底上几英寸的子宫周围的收缩，甚至还可能引起前腹壁下部肌肉的收缩。

G 点的解剖

对于能引起阴道激活性高潮而不是阴蒂激活性高潮的解剖结构目前还尚不清楚。这或许是人体大体解剖学的不确定性导致的结果（图 14–1）。自 1982 年出版 *The G-Spot and Other Discoveries About Human Sexuality*[5] 一书后，许多学者开始寻找阴道前壁这一隐秘而特定的部位，G 点的神经密度非常高，这进一步解释了它的高敏感性 [9, 10]。

最近，Gravina 等 [11] 证实了尿道阴道间隙的厚度也就是 G 点与阴道高潮之间的关系。Zaviacic 等 [12] 肯定了尿道阴道间隙也就是"女性的前列腺"。另一方面，Crooks 和 Baur[13] 称，G 点是由腺体系统（斯基恩腺）和尿道周围的导管组成。"女性前列腺"是一个功能退化的性腺体。Zaviacic 和 Albin[14] 认为前列腺在男性和女性之间具有很大的差异，它们具有不同的大小，重量和功能，但却发挥着相似的作用。Battaglia 等 [15] 通过高分辨超声和彩色多普勒检查了女性的尿道阴道间隙和阴蒂体等结构。

Gravina 等 [11] 检查了以平滑肌为边界，尿道壁黏膜 – 黏膜下层以及阴道壁边界和内腔之间的尿道阴道间隙。三维重建显示尿道阴道间隙内具有富含小血管的腺体样组织。Komisaruk 等 [16] 证实在这个极其复杂的区域存在着多种不同的器官。该区域可能包括阴道

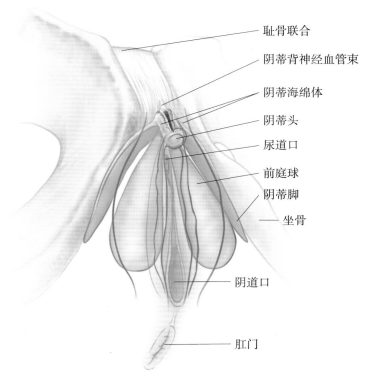

图 14.1　阴门阴道口区域的大体解剖。

耻骨联合

阴蒂背神经血管束

阴蒂海绵体

阴蒂头

尿道口

前庭球

阴蒂脚

坐骨

阴道口

肛门

前壁、尿道、S 腺（包括尿道周围腺体，也称为"女性前列腺"），除此之外可能还有其他腺体（如前庭腺和前庭大腺）、周围的肌肉和结缔组织，甚至还有阴蒂下肢。Gravina 等 [11] 表明，有阴道激活性高潮的女性的尿道和阴道黏膜之间的距离比没有阴道激活性高潮的女性大，从而表明阴道激活性高潮的女性通常有一个更大、更活跃的阴蒂阴道尿道的复合体（G点）。这一结论被广泛证实，阴道激活高潮不仅与 G 点的厚度有关，而且与较长的尿道阴道隔膜相关 [17]。

　　性唤起期间阴蒂阴道尿道复合体中血管可勃起充血发挥作用 [17]，在平静状态下的尸体解剖研究发现 G 点位于靠近尿道方向的阴道黏膜下层。[18] 基于这种解剖学发现，在进行阴道内充填（如 G 点扩大术）时，填充剂更应该填充在靠近尿道方向的阴道壁，而非环阴道进行。

　　阴蒂主要由阴部神经支配（参见图 1-11），阴道主要由盆腔神经支配，子宫颈由下腹部、盆腔和迷走神经支配 [8]。阴蒂阴道尿道复合体兴奋激活了以上这几条神经通路（骨盆、下腹部和迷走神经），而在阴蒂兴奋过程中，只有阴部神经被激活，这至少可以部分解释阴道激活性高潮和阴蒂激活性高潮之间的感觉差异。

Ostrzenski[19] 在最近的一项对新鲜冰冻尸体进行解剖研究中发现，G 点为一个位于会阴膜顶背侧的一个伸长结构，与尿道背侧呈 35°夹角，会阴极距离尿道 3 mm，宫颈极距离尿道 15 mm，整个结构方向大致与尿道平行（图 14-2）。

治疗

病史和体格检查

所有女性都存在 G 点，但并非所有的女性都有 G 点（阴蒂阴道尿道复合体）性高潮。原因可能在于阴蒂位置表浅，容易刺激，而 G 点隐藏在深面，更难刺激。女性和男性最初的两性互动更倾向于刺激阴蒂，特别是在自慰期间。然而，在发现 G 点并学习刺激它后，女性更容易产生 G 点高潮，而不是仅有刺激阴蒂产生的高潮。因此，在了解病史时，明确患者达到何种性高潮至关重要。对于那些没有过阴道激活（G 点）性高潮的患者要加以引导，因为单纯增大 G 点并不能保证患者会有 G 点高潮（参见下一节"G 点的自我发现"）。

除了常规检查外，通常还需要进行阴道检查，来定位患者的 G 点。用手指轻轻地插入阴道口内 5~6 cm，在阴道前壁大约耻骨和子宫颈中间的部分轻压会引起阴道痉挛。松开后重新施加压力，患者会表示产生性兴奋和愉悦的感觉。此时检查人员应该停下来，记录 G 点与尿道口等固定解剖标志的关系，并口头告知患者。记录的相关数据在后续 G 点增大治疗中具有重要的参考意义。

G 点的自我发现

对于无阴道高潮的患者，我们必须教会她如何刺激 G 点。在进行 G 点增大治疗之前，她们应该先能感受到 G 点诱发的性高潮。这有助于确保治疗的结果。为了做到这一点，我

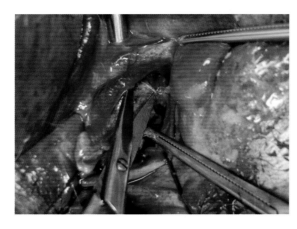

图 14.2　G 点是蓝色的，葡萄状的复合物，位于会阴膜顶背部和耻骨下宫颈筋膜之间，看起来和海绵组织相似，与外侧尿道呈 35°角。尾部变细消失在相邻的组织中。下极距离尿道 3 mm，上极距离尿道 15 mm。G 点整体看起来像纤维连接组织。

通常会让患者先帮我寻找 G 点（在护士在场的情况下）。一旦找到 G 点，记录下来确切的部位。请患者坐直，示范如何用她的手指找到自己的 G 点，但这一操作对有些患者是很困难的。在这些情况下，我会采用 G 点振动器帮她找到 G 点。然后，让她自己重新插入振动器，并将性刺激中心点的位置放置在阴道前壁上。如果患者自己有振动器，那么我们就用她自己的，找到后标记振动器的深度，以帮助她在家中尝试。大多数患者很容易学会，部分患者需要慢慢引导。我建议她们坐在家中的镜子前，大腿完全外展并在髋部处稍弯曲以充分暴露阴道口。也就是我给她们做检查时的姿势。我认为就诊时有护士陪伴（不是朋友或家人）是至关重要的。我会戴手套进行临床操作，以防这种高度亲密的检查带来误解。大约有 35% 的女性通过此方法无法达到轻度的 G 点高潮。我会将这些患者转诊给性治疗师，在部分情况下是有帮助的（大约 15%）。一些人失去了随访，一些人则继续接受治疗。

没有 G 点性高潮的女性

在体检中，一旦医生找到了 G 点，就让患者沿着阴道前壁插入她的手指，直到她产生与医生治疗时相同的感觉。告知患者购买一种所谓的 G 点振动器，该振动器具有特定的形状来刺激阴道前壁，方便在家中操作提高 G 点的敏感性。另外，还应引导患者的伴侣，在 G 点的位置进行 “勾手指”，来刺激伴侣的 G 点。

有 G 点性高潮的女性

富血小板血浆和其他 G 点增大的治疗仅适用于有 G 点高潮但不够强烈的女性。根据我的经验，以上方法只会增强 G 点性高潮的持续时间和强度，但不会在没有 G 点高潮的女性中诱发 G 点性高潮。

富血小板血浆

富血小板血浆是这一领域的新的治疗方法（参见第 15 章）。以往的使用经验有限，尚未经过同行评议。由于我个人在这一治疗上缺乏经验，因此不过多评论。但在我少数治疗的病例中，尚无患者因此而增强 G 点高潮，也没有人从没有 G 点高潮变为有 G 点高潮。

经阴道与经尿道增大 G 点

G 点增大的作用原理是，通过将阴道壁上的 G 点向阴道腔内前突，增加其与阴道内容物的接触，从而延长 G 点高潮的时间与强度。目前常用的填充剂主要有非永久填充物如胶原蛋白或永久性填充物。一般是经阴道注入阴道前壁。但这一治疗并不是以解剖学知识为基础而进行的操作 [8, 11, 13, 15]，故让我对此进行了很多思考。正如 G-Shot® 发明人 David Matlock 所说的那样，G-Shot® 治疗要么是在阴道黏膜下（即在 G 点和阴道黏膜之间），要么是进入尿道阴道隔膜的 G 点内才能达到效果（即直接进入 G 点本身）。

由于阴道隔膜处的 G 点周围组织大多更靠近阴道壁，因此将膨胀材料置于尿道中点部

位的肌肉组织中（图 14-3 和图 14-4）来将 G 点向尾端（朝向阴道腔）下压，以增加 G 点
与阴道内容物如阴茎或手指的摩擦。

　　我采用 Storz 黏稠液体注射套装（图 14-3）经尿道注射 1.5~2.5 ml 的 Macroplastique®
（Cogentix Medical）进行治疗。Macroplastique（有机硅）被注射到确定好的 G 点之上，位
于尿道的肌层下方，以增加 G 点向阴道内的隆起。或者，应用有机硅植入装置，进行盲法操
作，要求经阴道触诊 G 点，以确保植入装置的尖端位于尿道的正确位置（图 14-4）。 然后

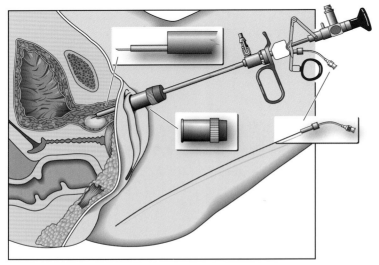

图 14-3　经尿道注射。在手术室
中，患者在轻度全身麻醉下使用
Storz 黏稠液体注射器（Karl Storz
GMBH & Co.）。 我认为这是最准
确的技术，但它需要操作员具备一
定的泌尿科内镜器械技能。

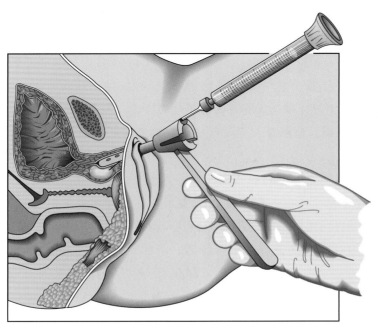

图 14-4　Macroplastique 植入装置
的使用。这种技术几乎与图 14-3
所示的技术一样精确，特别是在患
者轻度全身麻醉下完成。有一个优
点是，它可以用于未经手术治疗的
患者，在医生办公室中对适当选择
过的患者于尿道内注射含局部麻醉
剂的润滑剂。

将针插入正确位置并完成注射。

Macroplastique 是医疗级有机硅，是经热重分析（TGA）批准的用于尿道和输尿管注射来治疗各种泌尿系统疾病。它是永久性的，不会迁移或变形。如果位置不恰当，也很容易取出。相反，透明质酸是暂时的，仅持续 12~18 个月。如果与肉毒毒素联合使用，可能会持续 2~2.5 年。如果不想要，可以通过注射透明质酸酶来溶解它，但要完全去除需要一定的时间。据我所知，偶尔会有患者对透明质酸产生过敏反应，而硅胶过敏的情况从未被报道过。

我认为使用 Macroplastique 或聚丙烯酰胺凝胶（Aquamid，Contura）具有差不多的疗效。

如果使用临时填充剂进行治疗，如透明质酸或瑞得喜类的产品，或者富血小板血浆，那么可以增加治疗部位胶原含量，刺激胶原蛋白增生并增加血流量。增加的局部血流量可以部分解释治疗的效果。

就我的 230 例患者的治疗经验来说，对于仅有阴蒂高潮或 G 点高潮不强烈的患者，采用这两种方法（有机硅治疗或聚丙烯酰胺凝胶）均取得了良好的效果，阴道激活的性高潮的强度和频率都有大的提升。在撰写本文时，G 点高潮不强烈的患者中有 99% 的女性得到了改善。出现高质量 G 点性高潮的总人数达 189 人（占总数的 82%），其中由不强烈转变为高质量 G 点高潮的总人数为 187 人，占接受注射治疗总人数的 99%。在治疗前没有 G 点高潮的患者中，只有 65% 的患者出现了 G 点性高潮。总的来说，在所有经过治疗的患者中，共有 92.5% 的患者获得了高质量的 G 点高潮。

将有机硅或聚丙烯酰胺凝胶植入尿道肌肉组织下方的尿道阴道隔膜后，可能会导致尿道梗阻，至少是一过性的梗阻。因此，我通常会放置一根 14 号 Foley 导尿管扩张尿道，以使注射的材料在尿道周围均匀分布，并使其形成一个 U 形凹陷。导尿管放置一夜，第二天早上取出。在此期间，有机硅或聚丙烯酰胺凝胶会被导尿管压向阴道（将 G 点结构推向阴道）并形成一个类似包膜的样子（例如乳房假体周围形成的包膜）。这有助于保持填充物的稳定性并延长作用时间。患者可在能够自行排尿后办理出院。

根据我的经验，在尿道中央的尿道肌肉壁下方注射 2.5~5 ml 有机硅或聚丙烯酰胺凝胶通常可以获得很好的效果。

并发症

在我的早期 10 个案例中，有 7 个发生了术后尿路梗阻，在插入并留置导尿管治疗 12 小时后症状解决，出院后无其他并发症发生。因此，在随后的案例中，我常规在注射后立即插入导尿管，患者留院观察，并在第二天早上拔出导管。在患者可以自行排尿后，给予出院（通常在早上的晚些时候）。

阴道成形术

女性在分娩、更年期和衰老之后，由于盆底肌肉和骨盆韧带的过度拉伸，皮肤的衰老导致阴道内部和外形的改变。这些变化可以通过局部使用激素药膏、润滑剂和手术得到解决。例如选择阴道成形术治疗改善阴道松弛（参见第 11 章），通过提拉黏膜来收紧阴道肌肉，去除多余的阴道衬里，来重新贴合已经收紧的肌肉。

在更年期之前，阴道是由厚厚的健康细胞组成，雌激素能够促进这些细胞的生长和发育。因此，阴道上皮是多层的，阴道壁柔软而有弹性。

绝经期卵巢功能丧失导致体内雌激素逐渐减少，会诱发生殖道的改变，由于它对性激素水平的变化具有高度敏感性，因此生殖道在组织和代谢上更易发生变化[20, 21]。外阴阴道萎缩是一种渐进性疾病，是由绝经期雌激素水平下降而引起的外阴阴道黏膜和组织的退化。[22, 23]

外阴阴道萎缩的典型症状包括阴道干燥、瘙痒、灼痛、刺激、排尿困难和性交困难。阴道壁变得更薄、弹性更小、皱襞更少。阴道表面变得干燥脆弱，小创伤时就会出血。外阴部位尤其是阴蒂，变得萎缩并且更脆弱。

常见的改善外阴阴道萎缩症状的方法有射频（参见第 16 章）、富血小板血浆（参见第 15 章）、透明质酸填充剂、非激素产品、局部激素治疗以及系统性激素替代疗法。润滑剂能在性生活期间减少对阴道的刺激，但并不是长期的解决方案。总之，以上这些方法都只能暂时改善症状。另外，作用也仅限于阴道壁浅层。

近年来，除了治疗阴道上皮外，临床上更需要安全、长期有效治疗阴道黏膜深层的方法。通过 CO_2 点阵激光将再生和抗衰老药物的作用于阴道黏膜，用来治疗外阴阴道萎缩的患者。与作用于其他部位的原理类似[24-27]，CO_2 激光能诱导结缔组织的重塑和胶原蛋白及弹性纤维的产生。

激光用于阴道年轻化

基于在皮肤治疗方面的经验，Perino 等[28] 设计了专门针对阴道黏膜的 CO_2 点阵激光，并证明，CO_2 点阵激光是治疗绝经后妇女外阴阴道萎缩的一种安全、有效且简便的方法。

2011 年，Gaspar[29] 等首次在阴道活检标本中证明了治疗带来的显著组织学变化，标本均采用 CO_2 点阵激光联合富血小板血浆进行治疗。与雌激素或其他只治疗上皮细胞的局部疗法相比，这种联合治疗使阴道内壁的 3 层结构均发生了有益的变化。

Salvatore[30] 等最近发表了一项实验研究，该研究是用 CO_2 点阵激光治疗绝经后女性外阴阴道萎缩。研究结果表明，治疗后患者的性行为和对性生活的总体满意度均有显著提高。在 12 周的随访中，仍有大约 2/3 的患者有效。66% 的患者阴道干涩得到改善，64% 的患者改善了阴道灼烧，67% 的患者改善了阴道瘙痒，66% 的患者改善阴道痉挛，还有 54% 的患者排尿困难得到改善。Alinsod[31] 做了一项类似的研究，在 3 次射频治疗后的 12 周内随访发现，阴道干燥、灼烧、瘙痒和痉挛几乎有 100% 的改善。

Zerbinati 等 [32] 在一项显微和超微结构的研究中也证明：阴道上皮的结缔组织和糖原及酸性黏蛋白中产生的胶原蛋白和基质成分，可以平衡和恢复卵巢雌激素缺乏引起的阴道黏膜萎缩，并可大大缓解临床症状。激光和射频确实可达到如此疗效。射频可以增加阴道局部血流，增加渗出液，提高灵敏度。在 Perino[28] 等的研究中，接受 CO_2 激光治疗的患者中有 91% 的人表示她们对治疗感到满意或非常满意，生活质量也有显著提高。

激光带来的阴道改变的持续时间需要进一步研究。Salvatore[30] 等证实，激光在阴道标本中胶原重塑的作用与在皮肤治疗中到的结果相似。目前，圣地亚哥的 Mitch Goldman 正在进行一项研究，以更好地了解射频是如何治疗外阴萎缩的。从以上这些研究来看，这一新的治疗方式似乎主要适用于改善绝经后妇女的阴道黏膜症状，如瘙痒、干燥、灼烧和排尿困难。

这种治疗可能对绝经前的女性也有一定作用（参见第 16 章）。但是这似乎不太确切，因为她们的主要抱怨是与阴道性交相关的触觉丧失。这种现象最常见的原因是盆底肌肉的过度松弛。在写这篇文章的时候，没有证据证明激光治疗能收紧阴道肌肉。这与面部出现的情况完全类似，用铒激光或老式的 CO_2 激光进行面部治疗，会使皮肤变得更加紧实，但却远不及外科医生手术达到的效果。射频和激光对组织有不同的作用。射频对肌肉和筋膜组织有愈合作用，它被广泛应用于专业运动中，帮助运动员更快地治愈撕裂或受损的肌肉以及筋膜组织。一些传闻说通过射频治疗，患者的肌肉功能更高效、更协调，因为射频能够将拉伸的筋膜拉近，与肌肉形成一个有序的作用单元。患者将这种协调动作解释为肌肉更强烈的收缩，即使没有肌肉强度和功能的相关测试来证明这一点。

CO_2 激光阴道回春术的优点是其微创性，只需要 15 分钟，每个月 3 次的治疗。患者可以当天晚些时候或第二天返回工作岗位。但是，每次治疗后，患者 6 周内不可有性生活。

围绝经期的女性如果有一定程度的阴道黏膜和肌肉松弛，并且伴阴道润滑减少，那么可以在阴道成形术后 6 周，配合 CO_2 点阵激光治疗来达到更好的效果。或者，在阴道成形术后即刻进行射频治疗，在术后 6 周回访时再次治疗，1 个月后再治疗一次。这能改善恢复期阴道内的 pH，营造出一个正常和湿润的阴道环境，帮助手术恢复。

射频辅助阴道年轻化

2010 年，Millheiser[33] 等首次报道了使用非手术射频治疗仪在收紧阴道中的作用研究。2012 年，来自日本 LUNA 妇女诊所的 Sekiguchi[34] 等报告了 30 例患者使用射频进行阴道修复的研究。Alinsod[35] 对 23 例患者进行了类似的试验研究。此外，他还参与了一项未公开报道，未经 IRB 批准的研究，包括 60 多名患者，并证实了以上 Millheiser、Sekiguchi 和 Alinsod 的研究结果。

Millheiser[33] 和 Sekiguchi 等 [34] 的研究对象是经阴道分娩和阴道感觉丧失的女性。射频仅作用于阴道口和尿道周围区域的组织及小阴唇部分。射频可用来治疗这一区域，是因为它有一个非常安全的应用历史，被作为非侵入性治疗用于治疗面部和颈部皮肤的松弛 [36, 37]，以及眶周这些精细区域的皱纹 [38]，它主要的作用是基于加热组织引起重构，而非烧蚀。它的原理主要是，精细控制的射频能量可以用来加热更深的黏膜下组织，同时配合冷冻剂冷却以防止表面的热损伤。随着时间的推移，胶原蛋白的增加有助于皮肤的紧致 [39]，而皮肤胶原的重塑发生在接受射频治疗后的恢复过程。

Millheiser 等 [33] 将绵羊阴道作为动物模型进行研究，发现绵羊阴道中胶原重塑的短期变化，可以很好地解释受试者在 1~6 个月的射频治疗中对阴道紧致效果的主观感受。他们的研究进一步说明，在射频治疗后的 6 个月内，样本中女性的性功能得分均有所提高，不适感显著下降，使用 Malay 版本的女性性功能指数进行评分，得分高于 15 分。

Sekiguchi 等 [34] 对 30 名绝经前的日本女性进行了研究，发现她们的主诉为"阴道空虚"和阴道性交时身体 / 性感觉的丧失。对她们分别进行了一次射频治疗后发现，所有 30 名患者都认为感觉到了阴道变紧和性生活满意度的提高。

2015 年，Alinsod[35] 进行了一项前瞻性研究，对 23 名 26~58 岁的女性阴道松弛患者进行射频治疗。在进行第二次和第三次治疗之前，6 名患者失去随访。他们均表示对结果非常满意，不需要进一步治疗。其余的完成了第二和第三次治疗。治疗期间与治疗后没有出现灼伤、水疱或其他并发症，患者称治疗的过程是令人愉快和非常舒适的。每次治疗完，患者都可以恢复正常的生活，包括性生活。此外，有性高潮障碍的患者，包括阴蒂性高潮障碍，也得到了显著的改善，例如在性交过程中，通过有序的阴道痉挛，会有更强、更多重的抑或是更快地达到性高潮。在一次个人交流中，Alinsod[40] 告诉我，尽管一些患者的敏感性有所提高，但性高潮障碍仍然存在。尤其是那些做过前室广泛切除的患者，对射频治疗后的反应不佳。Alinsod 认为，这可能是由于前室的广泛分离，扰乱了 G 点区域——我同意这个理论，因为 G 点的精细解剖很复杂。

以上这三项研究证明了射频具有治疗阴道分娩后阴道松弛的效果。但这些研究结果很大程度上是主观性的，需要更客观地评价治疗效果。就像射频在治疗面部与眶周皮肤松弛中的地位一样，上述研究似乎将射频定位为治疗外阴阴道松弛的重要手段。类似于在这一领域的其他治疗方法一样，好的结果有赖于严格把控适应证。而且，需要明确的是，在单独使用射频时，治疗效果是有限的。根据现有的资料，射频是不会产生类似于手术矫正骨盆横膈膜，从而使分娩受损的骨盆肌肉得到恢复的效果。我个人认为在手术修复后配合使用射频治疗是比较合适的，但是 Alinsod 认为，在部分患者中，射频的应用可以将下垂的组织加以回位，从而避免了进行侵入性的手术（personal communication，2016）。因此，他更建议术前进行射频治疗。

参·考·文·献

[1] Loraux N, ed. The Experiences of Tiresia. The Feminine and the Greek Man. Princeton, NJ: Princeton University Press, 1995.

[2] Masters WH, Johnson EV, eds. Human Sexual Response. Boston: Little Brown, 1966.

[3] Gräfenberg E. The role of the urethra in female orgasm. Int J Sexology 3:145, 1950.

[4] Perry JD, Whipple B. Pelvic muscle strength of female ejaculators: evidence in support of a new theory of orgasm. J Sex Res 17:22, 1987.

[5] Ladas AR, Whipple B, Perry JD, eds. The G-Spot and Other Discoveries About Human Sexuality. New York: Holt Rinehart and Winston, 1982.

[6] Jannini EA, d'Amati G, Lenzi A. Histology and immunohistochemical studies of female genital tissue. In Goldstein I, Maston C, Davis S, et al, eds. Women's Sexual Function and Dysfunction Study, Diagnosis and Treatment. London: Taylor and Francis, 2006.

[7] Komisaruk BR, Whipple B, Crawford A, et al. Brain activation during vagina cervical self-stimulation and orgasm in women with complete spinal cord injury: fMRI evidence of mediation of the vagus nerves. Brain Res 1024:77, 2004.

[8] Komisaruk JB, Beyar-Flores C, Whipple B, eds. The Science of Orgasm. Baltimore: Johns Hopkins University Press, 2006.

[9] Kilchevsky A, Vardi Y, Lowenstein L, et al. Is the female G-spot truly a distinct anatomic entity? J Sex Med 9:719, 2012.

[10] Puppo V, Gruenwald I. Does the G-spot exist? A review of the current literature. Int Urogynecol J 23:1665, 2012.

[11] Gravina GL, Brandetti F, Martini P, et al. Measurement of the thickness of the urethro-vaginal space in women with or without vaginal orgasm. J Sex Med 5:601, 2008.

[12] Zaviacic M, Jakubovská V, Belosovic M, et al. Ultrastructure of the normal adult female prostate gland (Skene's gland). Anat Embryol (Berl) 201:51, 2000.

[13] Crooks R, Baur K, eds. Our Sexuality, ed 7. Pacific Grove, CA: Brooks and Cole, 1999.

[14] Zaviacic M, Albin RJ. The female prostate and prostatic-specific antigen. Immunohistochemical localization, implications of this prostate marker in women and reasons for using the term "prostate" in the human female. Histol Histopathol 15:131, 2000.

[15] Battaglia C, Nappi RE, Mancini F, et al. PCOS and urethrovaginal space: 3-D volumetric and vascular analysis. J Sex Med 7:2755, 2010.

[16] Komisaruk BR, Whipple B, Nauerzadeh S, et al, eds. The Orgasm Answer Guide, ed 2. Baltimore: Johns Hopkins University Press (in press).

[17] Battaglia C, Nappi RE, Mancini F, et al. 3-D volumetric and vascular analysis of the urethrovaginal space in young women with and without vaginal orgasm. J Sex Med 7(4 Pt 1):1445, 2010.

[18] Rees MA, O'Connell HE, Plenter RJ, et al. The suspensory ligament of the clitoris: connective tissue supports of the erectile tissues of the female urogenital region. Clin Anat 13:397, 2000.

[19] Ostrzenski A. G-spot anatomy: a new discovery. J Sex Med 9:1355, 2012.

[20] Sturdee DW, Panay N; International Menopause Society Writing Group. Recommendations for the management of postmenopausal vaginal atrophy. Climacteric 13:509, 2010.

[21] Freedman M. Vaginal pH, estrogen and genital atrophy. Menopause Manag 17:9, 2008.

[22] Castelo-Branco C, Cancelo MJ, Villero J, et al. Management of post-menopausal vaginal atrophy and atrophic

vaginitis. Maturitas 52:546, 2005.

[23] Archer DF. Efficacy and tolerability of local oestrogen therapy for urogenital atrophy. Menopause 17:1984, 2010.

[24] Ong MW, Bashir SJ. Fractional laser resurfacing for acne scars: a review. Br J Dermatol 166:1160, 2012.

[25] Peterson JD, Goldman MP. Regeneration of the aging chest: a review and our experience. Dermatol Surg 37:555, 2011.

[26] Berlin AL, Hussain M, Phelps R, et al. A prospective study of fractional scanning non-sequential carbon dioxide laser resurfacing: a clinical and histopathological evaluation. Dermatol Surg 35:222, 2009.

[27] Tierney EP, Hanke CW. Ablative fractional CO_2 laser resurfacing for the neck: prospective study and review of the literature. J Drugs Dermatol 8:723, 2009.

[28] Perino A, Calligaro A, Forlani F, et al. Vulvo-vaginal atrophy: a new treatment modality using thermo-ablative fractional CO_2 laser. Maturitas 80:296, 2015.

[29] Gaspar A, Addamo G, Brandi H. Vaginal fractional CO_2 laser: a minimally invasive option for vaginal rejuvenation. Am J Cosmet Surg 28:156, 2011.

[30] Salvatore S, Nappi RE, Zerbinati N, et al. A 12-week treatment with fractional CO_2 laser for vulvovaginal atrophy: a pilot study. Climacteric 17:363, 2014.

[31] Alinsod RM. Transcutaneous temperature controlled radiofrequency for atrophic vaginitis and dyspareunia. From Abstracts of the Forty-fourth AAGL Global Congress of Minimally Invasive Gynecology, Las Vegas, Nevada, Nov 2015.

[32] Zerbinati N, Serati M, Origoni M, et al. Microscopic and ultrastructural modification of postmenopausal atrophic vaginal mucosa after fractional carbon dioxide laser treatment. Lasers Med Sci 30:429, 2015.

[33] Millheiser LS, Pauls RN, Herbst SJ, et al. Radiofrequency treatment of vaginal laxity after vaginal delivery: nonsurgical tightening. J Sex Med 7:3088, 2010.

[34] Sekiguchi Y, Utsugisawa Y, Azekosi Y, et al. Laxity of the vaginal introitus after childbirth: nonsurgical outpatient procedure for vaginal tissue restoration and improving sexual satisfaction using low-energy, radio-frequency thermal therapy. J Womens Health (Larchout) 22:775, 2013.

[35] Alinsod RM. Temperature controlled radiofrequency for vulvovaginal laxity. Prime Int J Aesthet Anti-Ageing Med 3:16, 2015.

[36] Weiss RA, Weiss MA, Munavalli G, et al. Monopolar radiofrequency facial tightening: a retrospective analysis of efficacy and safety in our 600 treatments. J Drugs Dermatol 5:707, 2006.

[37] Dover JS, Zelickson B; 14-Physician Multispecialty Consensus Panel. Results of a survey of 5,700 patient monopolar radiofrequency facial skin tightening treatments; assessment of a low-energy, multiple-pass technique leading to a clinical end point algorithm. Dermatol Surg 33:900, 2007.

[38] Fitzpatrick R, Geronemus R, Goldberg D, et al. Multicenter study of noninvasive radiofrequency for periorbital tissue tightening. Lasers Surg Med 33:232, 2003.

[39] Hodkingson DJ. Clinical applications of radiofrequency: nonsurgical skin tightening (thermage). Clin Plast Surg 36:261, 2009.

[40] Alinsod RM. Temperature-controlled radiofrequency for vulvovaginal laxity: a pilot study. Personal communication. Thermi Health 1:1, 2015.

第 15 章
O-Shot 治疗

Charles Runels

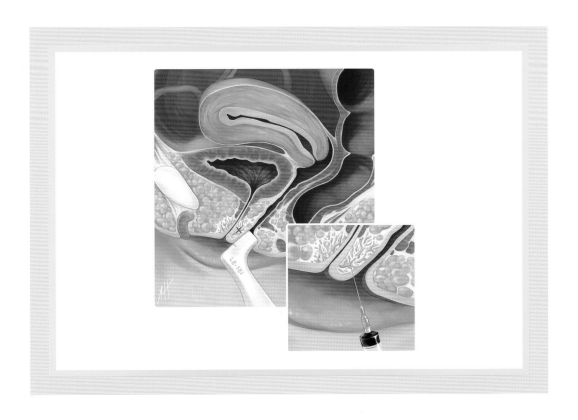

要点

- 新的女性性功能障碍的治疗理念是直接在女性会阴部进行治疗。
- O-Shot 是特指将自体富血小板血浆（platelet-rich plasma，PRP）注射于会阴部，用来治疗女性性功能障碍、硬化性苔藓以及尿失禁。
- 有些作者认为"G点"更多是功能部位，而非单纯的解剖结构，而且过多地强调解剖会容易丧失治疗的全局观，因此，本章作者将其命名为"O点"，治疗的范围最远处达尿道与阴道之间，明确了 PRP 注射的范围。
- "女性性功能障碍（female sexual dysfunction，FSD）"这种老的命名更多的是为了理解病理生理学改变，已经不足以指导临床。现在的研究有了很大的进展，因此将其命名为"女性性高潮体系"则更为确切。
- 随着越来越多两性治疗的开展，从伦理上来说，谁来评判疗效起到了决定性的作用。

自体富血小板血浆治疗女性性功能障碍

研究表明，有近 40% 的女性在两性关系中存在心理压力，而究其一生，只有 14% 的女性会向医生寻求帮助[1]。而最主要的原因是医生会避免与患者讨论关于两性的话题，她们认为即便知道了，现有的医学缺乏解决的方法，也是徒劳[1]。

20 世纪 80 年代后期，研究者建议泌尿科医生作为"首诊心理干预医生"去治疗男性勃起功能障碍（erectile dysfunction，ED），那是因为绝大多数的病症都是"心因性"的[2]。此后，研究者证明大多数的 ED 不是心因性，而是神经血管与内分泌障碍引起的[3]。FDA 也批准了 20 多种药物来治疗 ED，那么这些针对神经血管的新治疗能否更好地解释病因呢[3]？

与之相反，治疗女性 FSD 的一线推荐药物为"短效的"睾酮素，唯一一款获得 FDA 批准的药物为弗利班思林。

迄今为止，FDA 并没有批准任何一款专门针对女性 FSD 的治疗药物[1]。弗利班思林在女性中的主要作用机制是改变血清素与多巴胺的水平，但对外阴没有任何直接作用，更多的像是一种抗抑郁药。而且，FDA 尚未批准任何一种形式的可用于女性的睾酮素，由于阴蒂与男性的阴茎在解剖与生理上具有同源性[5]，男性的性功能障碍更多的是阴茎病理学改变导致的（例如自身免疫性疾病、循环不畅、敏感度下降等），因此对于女性 FSD 的治疗也要更侧重于外阴局部的治疗。

由于磷酸二酯酶阻滞剂（phosphodiesterase inhibitors，PDEIs）可以治疗男性性功能障碍，那么对于女性可能也有效。通过对男性疗效的仔细分析，研究者发现这类药物的交叉作用并不明显。尽管 PDEIs 能够通过改变血流动力学增加阴茎硬度，但是并不能改变病理生理学来持续足够的时间 [6]。这一缺点也就需要临床医生同时针对 ED 的主要病因即勃起功能障碍进行治疗 [6]。另外，一种简单的增强阴茎海绵体神经感觉的方法可以帮助很多男性直接解决问题（阴茎硬度能够满足性交需求），但并不是女性性功能障碍的主要方法。这种方法也不能类比到女性 FSD 患者中，女性 FSD 可表现为多种多样（性欲下降、敏感度降低、性交痛、难以达到高潮等）。不过，即便如此，解决了勃起的问题也不能解决所有的女性 FSD 症状，尽管在有些案例中还是取得了不错的效果，但"与对照组相比还是存在许多的并发症"[7]。而且，对于 FSD 的治疗还有包括心理干预与内分泌的调节，除此之外，直接作用于外阴的治疗都收效甚微，其应用都具有局限性与不确定性。例如，如果一个女性有外阴切开的瘢痕，或者硬化性苔藓、盆底疼痛、糖尿病性阴蒂神经血管障碍导致的性冷淡。那么服用直接作用于大脑的药物则不会有很大效果。因此，对于女性来说需要更多的治疗方法（药物或其他方式的治疗），能够直接作用于外阴的病因学改变 [因此，需要更多可以直接解决女性外生殖器疾病的治疗方法（药物或手术）]。

性高潮：更多更强烈

女性 FSD 中有 1/20 的患者具有性高潮障碍：要么难以达到性高潮，要么根本没有性高潮 [1]。成功的治疗女性性高潮障碍不仅能够让女性在两性中更愉悦，还能改善女性的情感联系、精神健康及两性关系 [4]。

尽管睾酮素治疗能够促进女性达到性高潮（部分是通过增强阴道神经纤维网络的完整性和肌肉体积来增加外阴血流与黏液分泌），而对于那些不能使用睾酮素或激素水平正常的患者来说，最主要的治疗就是心理干预 [1, 8-10]。所有的药物治疗，包括弗利班思林和睾酮素，都是超处方用药——没有被 FDA 批准用来治疗女性性高潮障碍。

用来改善女性性高潮的药物是非常有限的。因此，需要选择更有效的治疗措施。在 G 点注射透明质酸凝胶和胶原蛋白可以增加性交过程中对 G 点的压力而更易达到性高潮；但这类方法不能用在治疗女性性功能障碍中（只能增强正常的功能），且不能修复受损的组织 [11, 12]。此外，G 点注射透明质酸存在局部坏死、尿路梗阻、肺栓塞等风险，美国妇产科协会发表了一篇专业文章不推荐医生向患者建议这种治疗 [13-15]。

与此相似的是，FDA 批准了羟基磷灰石晶体（涂层）注射在尿道附近来缓解压力性尿失禁。但注射这种物质可能会形成肉芽肿，从而导致糜烂或梗阻，大约 40 例妇女中有 1 例需要手术矫正 [16, 17]。尽管通过 FDA 批准 Coaptite 用于治疗尿失禁，但并没有证据证明可以治疗 FSD[18]。

在尿道附近注射材料以改善性功能或治疗尿失禁的论点在学术界已经讨论了 10 多年。所面临的挑战是如何找到一种能提供治疗效果而不会产生负面影响的材料。

一个新的令人兴奋的治疗方法是使用 PRP 来增强女性的性功能[20]。与上述合成材料相比，PRP 已被证明没有严重不良反应，并且在治疗软组织创伤和关节损伤等多项研究中非常有效，并广泛应用在牙科手术以及各种美容治疗中[21-23]。PRP 中的多种活性因子能够激活多能干细胞，并分化成新的组织、神经、胶原和血管[24-26]。此外，许多医学文献都证明了 PRP 的安全性，目前尚无关于肉芽肿形成、感染或任何其他严重不良反应的报告，FDA 也批准了用于制备 PRP 的仪器设备等[26, 27]。PRP 甚至可以用来治疗瘢痕，重新修复萎缩的组织。从理论上来说，PRP 是不可能导放瘢痕的[28, 29]。因为 PRP 是溶水性的，所以它很容易通过细针（局部麻醉下无明显不适）且更易均匀分布（不需要像注射 HA 凝胶或钙羟基磷灰石晶体材料所需的精细定位）[30]。

为了确定特定部位注射 PRP 来治疗 FSD 的效果（O-Shot 手术），作者进行了初步研究[30]。也就是本章重点介绍的治疗，整个治疗过程大约需要 15 分钟。

首先，将表面麻醉膏涂抹于阴道和阴蒂。然后从手臂静脉抽取全血，注入 FDA 批准的 PRP 提取试剂盒中，提取完成后再注射回体内[31, 32]。让患者处于截石位，用 4 ml PRP 内加入 0.2 ml 10% 氯化钙激活剂，并将其注射到 O 点——尿道和阴道壁之间的空间，最远处可达尿道周围腺体区域（图 15-1 和图 15-2）。在阴蒂海绵体内，也就是靠近阴蒂头部位注射

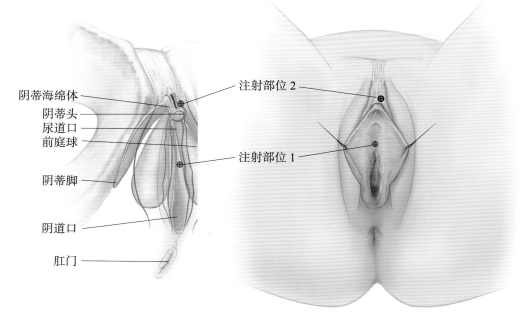

图 15-1　在 O 点注射 4 ml PRP（注射部位 1）。液体注射在尿道和阴道之间的空隙内。注射 1 ml PRP 到阴蒂海绵体内（注射部位 2）。

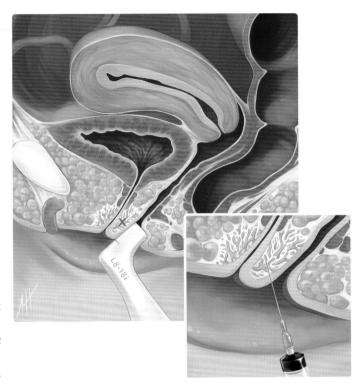

图 15-2　经阴道内放置 18 MHz 曲棍球形超声探头显示尿道曲线回声、尿道周围的平滑肌。位于尿道和阴道之间的蜂窝组织也就是 O 点部位（X）。治疗术中、术后的超声图像证实了 PRP 的分布情况。

1 ml 活化的 PRP。

在治疗过程中使用超声检查显示，液体进入阴蒂的所有部位，并完全充满斯基恩腺。可以观察到输尿管膀胱角的即时变化。

在 O-Shot 治疗的研究中，仅仅一次注射后的 12~16 周，使用两个标准化测试来衡量治疗的效果：女性性压力修订量表（Female Sexual Distress Scale-Revised，FSDS-R）和女性性功能指数（Female Sexual Function Index，FSFI）[32, 33]。FSDS-R 问卷测量性相关的压力（得分 11 分或以上表示窘迫）[33]。FSFI 问卷测量性觉醒、欲望、疼痛、性高潮、性生活满足度和润滑度 [34]。

在同一项研究中，10 例女性中有 7 例（70%）从压抑发展到不压抑，FSDS-R 评分平均下降了 10 分，从 17 分下降到 7 分（$P = 0.04$）[30]，并测量 FSFI 问卷。10 例女性中有 8 例在欲望、性觉醒方面有统计学上的显著改善。润滑和高潮平均改善 5.5 分。性生活满意度虽然趋向于有统计学差异，但显示出较少的改善，部分原因是女性的性欲在某些情况下超出了伴侣的欲望，导致挫败感。因此，尽管在其他方面有所改进，但性生活满意度却有所下降。

最近的一些研究也证明了 PRP 注射可以从多个方面改善 FSD 症状。一项专门的 MRI 研究表明容易达到高潮的女性比高潮障碍的女性往往阴蒂更大，或者阴蒂更靠近阴道壁 [35]。

由于 PRP 已被证明可以诱导形成多种健康细胞与组织，因此 PRP 对阴蒂海绵体的作用可能是通过改善组织功能来增强敏感度，增加阴蒂和阴道壁的联系来发挥作用。功能解剖与性高潮的产生之间的关系一直备受争议[5]，该项治疗的灵活应用也在临床中证明更有效，并可有助于进一步研究相关的作用机制。或许阴蒂部位注射更多的 PRP 可以发挥更好的作用，当然这还没有明确的疗效分析。在某些性交痛患者中，往疼痛触发点的盆底进行注射是有效的，同时配合会阴切开瘢痕部位多次注射的效果会更好。

改善女性性功能与增加阴蒂血流有关[36]。因为 PRP 富含多种生长因子，尤其是血管内皮生长因子可诱导新生血管，所以 O-Shot 治疗的部分作用可能是通过增加阴蒂和尿道周围间隙的血运发挥作用[37]。

注射 O 点可引起尿道周围腺体的增生和激活，一些妇女在治疗过程中会伴随高潮的增加[30]。

顺便说一下，该治疗中没有使用任何干细胞，只有 PRP 的成分。一些研究将 PRP 与干细胞一起使用则不能区分到底是谁发挥了更重要的作用[38]。尽管干细胞治疗有一定的疗效，FDA 仍谨慎地将间充质干细胞定义为一种药品，它的未来仍需要花更多的金钱和时间来研究。又或者，多能干细胞潜伏在自身组织中，负责正常的伤口愈合，本不需要进行干细胞移植，PRP 通过激活局部间充质干细胞，同时释放细胞因子，从而将远处的再生细胞募集到该区域[37]，从而发挥作用。

O-Shot 治疗还可应用于其他病症中。在最近的研究中只使用 PRP（没有间充质干细胞），与上述同样的方法治疗女性硬化性苔藓[39]，发现具有降低炎症反应的作用（由两名皮肤病理学家盲法判定），该结果具有统计学差异。O-Shot 治疗相比较局部应用类固醇治疗硬化性苔藓的优势在于可同时减轻继发的硬化性苔藓瘢痕[28, 29]。PRP 可以增强免疫系统，因此用它来治疗硬化性苔藓，可以在存在人乳头瘤病毒感染的情况下降低使用类固醇诱发肿瘤的风险[40, 41]。

PRP 可提高参与排尿和性反应的神经活性，如果 PRP 在阴道中的作用与以往研究中的其他组织相似[42]，那么，这种方法对急迫和压力性尿失禁都有治疗的希望。当结合射频或激光治疗应用于阴道壁时，O-Shot 治疗也可以起到更好的效果，就像美容方面的研究所示，PRP 可以加速面部激光术后恢复，增强效果一样[43]。

一般来说，可能的禁忌证包括一些影响伤口愈合的情况，如吸烟、高剂量皮质类固醇、血小板减少症。孕期与心理障碍患者属于相对禁忌证。慢性抗血小板治疗被认为是相对的禁忌证，但研究表明即使存在这些情况的治疗，也有积极的效果[44]。O-Shot 治疗没有绝对的禁忌证，因为它使用的是自体血浆。在 8 000 多篇已发表的论文中没有关于单独使用 PRP 产生严重不良反应的报道。有一例 O 点注射过量 PRP 的报道，导致短暂的血流障碍，但后期完全恢复。常见的不良反应主要是瘀青，性欲亢进和轻度排尿困难等。

女性性高潮系统：新时代的到来

一个系统往往是由多个相互作用的元素组成的复杂的整体 [45]。如果说到性功能障碍的特定的治疗，那么，不管是作用于大脑的药物、心理干预、激素治疗或局部治疗，都可以应用到这一系统中进行分析 [46]。如果对于女性高潮和唤醒的研究思维能够像呼吸系统、循环系统和泌尿系统那样，使用系统分析的方法更好地进行理解和研究，那么患者可获得更大的益处 [47, 48]。

生殖系统与性高潮系统具有共享成分，因此为什么要再单独研究？性觉醒和高潮带来愉悦和亲密关系，但并不总是以导致怀孕为结果（生殖系统的目的），怀孕也可能并没有性觉醒或高潮的产生（性高潮系统的目的），两者是不同的。因此，作者建议，定义产生性快感和高潮的组成部分，并使用系统分析来反映这些组成部分的相互作用，可有助于克服单一地思考多带来的不足。即使在分析正常功能时，也要将性唤醒和高潮当作一个系统整体进行分析，以采取更有效的策略或优化结果。

在不久前出版的《格氏解剖学》中还没有对阴蒂的知识，对激素的研究更是欠缺。斯基思腺体的功能尚不清楚，而阴道也被认为只是产道、阴茎插入的管道。FSD 的高发病率尚不清楚，对于高潮系统也没有概念。随着时代的发展，临床医生需要更深层次的研究和理解这一系统。例如，使用系统分析发现性交困难中的焦点可以更好地进行心理治疗（使用替代治疗解决了疼痛的问题）而非仅仅用睾酮来增加性欲。系统分析的方法鼓励来自多个学科的患者和医生考虑所有可用的治疗方法，以及在寻找健康和康复方面进行更多战略性的合作。

女性性高潮系统至少包括以下组成部分：①内分泌；②神经源性；③血管性；④解剖 / 机制；⑤药物性；⑥情绪性；⑦两性关系 [49]。

女性性高潮系统需要研究人员更多地思考来定义这些成分，这些成分如何相互作用，以及如何优化这些相互作用。例如，最近的系统解剖学研究催生了阴蒂阴道综合体的想法。比传统的 G 点更为贴切地描述负责性唤醒的相关解剖 [50]。

作为系统思考的另一个例子是，女性服用抗抑郁药后进行有氧运动可以改变多巴胺和血清素的分泌，从而在 1 小时内有效改善性功能 [51]。有氧耐力训练的运动员，与久坐的女性相比，FSFI 报告中代表性觉醒和高潮的部分，即性功能改善与阴蒂血流量增加得分较高 [52]。将女性性高潮系统的多重变化与体育训练一起分析，可以更好地进行针对性的治疗，并确定未来研究方向，也有助于理解 O-Shot 治疗如何配合该系统建立整体的治疗方案。

系统分析可以让医生更好地优化所谓的"正常"功能。因此后续的研究也提出了一个重要问题：帮助一个具有正常性功能的女性获得更好的性功能体验是否合乎道德？目前的情况是，医生给正常功能的患者开激素或肌肉增强剂被认为是不道德的行为。怎样界定帮助妇女发现更多的性快感是不道德的？是否有一个正常的水平？特别是医生为患者开取提高性快感的药物而不仅仅是为了治疗疾病，这种行为是否道德？如果不是，那么怎么区分疾病与正常，谁来决定：医生还是女性患者？

　　从系统的角度出发，O-Shot 治疗并非全能，它只能作为一种潜在地增进健康功能，恢复阴道组织功能的治疗方式，仍需进一步实践与验证。

　　随着治疗方法的进一步发展，系统分析和伦理问题在 FSD 的治疗中将变得更加重要。

参·考·文·献

[1] American College of Obstetricians and Gynecologists Committee on Practice Bulletins-Gynecology. ACOG Practice Bulletin No. 119: Female sexual dysfunction. Obstet Gynecol 117:996, 2011.

[2] Finkle AL. Sexual impotency: current knowledge and treatment I. Urology/sexuality clinic. Urology 16:449, 1980.

[3] Basu A, Ryder RE. New treatment options for erectile dysfunction in patients with diabetes mellitus. Drugs 64:2667, 2004.

[4] Coast RM, Brody S. Anxious and avoidant attachment, vibrator use, anal sex, and impaired vaginal orgasm. J Sex Med 8:2493, 2011.

[5] Puppo V. Anatomy and physiology of the clitoris, vestibular bulbs, and labia minora with a review of the female orgasm and the prevention of female sexual dysfunction. Clin Anat 26:134, 2013.

[6] Siroky MB, Azadzoi KM. Vasculogenic erectile dysfunction: newer therapeutic strategies. J Urol 170(2 Pt 2):S24, 2003.

[7] Gao L, Yang L, Qian S, et al. Systematic review and meta-analysis of phosphodiesterase type 5 inhibitors for the treatment of female sexual dysfunction. Int J Gynaecol Obstet 133:139, 2016.

[8] Davis S, Braunstein G. Efficacy and safety of testosterone in the management of hypoactive sexual desire disorder in postmenopausal women. J Sex Med 9:1134, 2012.

[9] Nappi R, Cucinella L. Advances in pharmacotherapy for treating female sexual dysfunction. Expert Opin Pharmacother 16:875, 2015.

[10] Trish A. Role of androgens in modulating male and female sexual function. Horm Mol Biol Clin Invest 4:521, 2011.

[11] G-spot Amplification™. How does G-Shot work? Available at *http://thegshot.com/patient-information/works/*.

[12] G-Spot Amplification™. G-Shot may work for you. Available at *http://thegshot.com/patient-information/patient-profile/*.

[13] Benshushan A, Brzezinski A, Shoshani O, et al. Periurethral injection for the treatment of urinary incontinence. Obstet Gynecol Surv 53:383, 1998.

[14] Park HJ, Jung KH, Kim SY, et al. Hyaluronic acid pulmonary embolism: a critical consequence of an illegal cosmetic vaginal procedure. Thorax 65:360, 2010.

[15] Committee on Gynecologic Practice, American College of Obstetricians and Gynecologists. ACOG Committee Opinion No. 378: Vaginal "rejuvenation" and cosmetic vaginal procedures. Obstet Gynecol 110:737, 2007.

[16] Gafni-Kane A, Sand PK. Foreign-body granuloma after injection of calcium hydroxylapatite for type III stress urinary incontinence. Obstet Gynecol 118:418, 2011.

[17] Alijotas-Reig J. Foreign-body granuloma after injection of calcium hydroxylapatite for treating urinary incontinence. Obstet Gynecol 118:1181, 2011.

[18] U.S. Food and Drug Administration. Coaptite® — P040047. Premarket approval (PMA). Available at *http://www.accessdata.fda.gov/scripts/cdrh/cfdocs/cftopic/pma/pma.cfm?num= p040047*.

[19] Gorton E, Stanton S, Monga A, et al. Periurethral collagen injection: a long-term follow-up study. BJU Int 84:966, 1999.

[20] Farmer M, Yoon H, Goldstein I. Future targets for female sexual dysfunction. J Sex Med 13:1147, 2016.

[21] Kon E, Mandelbaum B, Buda R, et al. Platelet-rich plasma intra-articular injection versus hyaluronic acid viscosupplementation as treatments for cartilage pathology: from early degeneration to osteoarthritis. Arthroscopy 27:1490, 2011.

[22] Sclafani AP. Safety, efficacy, and utility of platelet-rich fibrin matrix in facial plastic surgery. Arch Facial Plast Surg 13:247, 2011.

[23] Kakudo N, Minakata T, Mitsui T, et al. Proliferation-promoting effect of platelet-rich plasma on human adipose-derived stem cells and human dermal fibroblasts. Plast Reconstr Surg 122:1352, 2008.

[24] Azzena B, Mazzoleni F, Abatangelo G, et al. Autologous platelet-rich plasma as an adipocyte in vivo delivery system: case report. Aesthetic Plast Surg 32:155, 2008.

[25] Sclafani AP, McCormick SA. Induction of dermal collagenesis, angiogenesis, and adipogenesis in human skin by injection of platelet-rich fibrin matrix. Arch Facial Plast Surg 14:132, 2012.

[26] Dhillon RS, Schwarz EM, Maloney MD. Platelet-rich plasma therapy—future or trend? Arthritis Res Ther 14:219, 2012.

[27] Martínez-Zapata MJ, Martí-Carvajl A, Solà I, et al. Efficacy and safety of the use of autologous plasma rich in platelets for tissue regeneration: a systematic review. Transfusion 49:44, 2009.

[28] Eichler C, Najafpour M, Sauerwald A, et al. Platelet-rich plasma in the treatment of subcutaneous venous access device scars: a head-to-head patient survey. Biomed Res Int 2015:630601, 2015.

[29] Nofal E, Helmy A, Nofal A, et al. Platelet-rich plasma versus CROSS technique with 100% trichloroacetic acid versus combined skin needling and platelet rich plasma in the treatment of atrophic acne scars: a comparative study. Dermal Surg 40:864, 2014.

[30] Runels C, Melnick H, Debourbon E, et al. A pilot study of the effect of localized injections of autologous platelet rich plasma (PRP) for the treatment of female sexual dysfunction. J Women's Health Care 3:169, 2014.

[31] Platelet Rich Plasma PRP System. Regen Lab SA. Lausanne, Switzerland.

[32] Magellan® Autologous Platelet Separator System. Arteriocyte Medical Systems. Hopkinton, MA. Available at *www.arteriocyte.com/magellan-autologous-platelet-separator.html*.

[33] Derogatis LR, Rosen R, Leiblum S, et al. The Female Sexual Distress Scale (FSDS): initial validation of a standardized scale for assessment of sexually related personal distress in women. J Sex Marital Ther 28:317, 2002.

[34] Rosen R, Brown C, Heiman J, et al. The Female Sexual Function Index (FSFI): a multidimensional self-report instrument for the assessment of female sexual function. J Sex Marital Ther 26:191, 2000.

[35] Oakley SH, Vaccaro CM, Crisp CC, et al. Clitoral size and location in relation to sexual function using pelvic MRI. J Sex Med 11:1013, 2014.

[36] Gerritsen J, van der Made F, Bloemers J, et al. The clitoral photoplethysmograph: a new way of assessing genital arousal in women. J Sex Med 6:1678, 2009.

[37] Yang HS, Shin J, Bhang SH, et al. Enhanced skin wound healing by a sustained release of growth factors contained in platelet-rich plasma. Exp Mol Med 43:622, 2011.

[38] Casabona F, Priano V, Vallerino V, et al. New surgical approach to lichen sclerosus of the vulva: the role of adipose-derived mesenchymal cells and platelet-rich plasma in tissue regeneration. Plast Reconstr Surg 126:210e, 2010.

[39] King M, Toslon H, Runels C, et al. Autologous platelet rich plasma (PRP) intradermal injections for the treatment of vulvar lichen sclerosus. J Lower Gen Tract Disease 19(Suppl 13):S25, 2015.

[40] Cieslik-Bielecka A, Dohan Ehrenfest DM, Lubkowska A, et al. Microbicidal properties of Leukocyte-and Platelet-Rich Plasma/Fibrin (L-PRP/L-PRF): new perspectives. J Biol Regul Homeost Agents 26(2 Suppl 1):S43, 2012.

[41] von Krogh G, Dahlman-Ghozlan K, Syrjänen S. Potential human papillomavirus reactivation following topical corticosteroid therapy of genital lichen sclerosus and erosive lichen planus. J Eur Acad Dermatol Venereol 16:130, 2002.

[42] Takeuchi M, Kamei N, Shinomiya Ru, et al. Human platelet-rich plasma promotes axon growth in brain-spinal cord coculture. Neuroreport 23:712, 2012.

[43] Shin MK, Lee JH, Lee SJ, et al. Platelet-rich plasma combined with fractional laser therapy for skin rejuvenation. Dermatol Surg 38:623, 2012.

[44] Di Matteo B, Filardo G, Lo Presti M, et al. Chronic anti-platelet therapy: a contraindication for platelet-rich plasma intra-articular injections? Eur Rev Med Pharmacol Sci 18(1 Suppl):S55, 2014.

[45] The American Heritage Dictionary of the English Language, ed 5. Boston: Houghton Mifflin Harcourt Trade, 2011.

[46] Cardinal-Fernández P, Nin N, Ruíz-Cabello J, et al. Systems medicine: a new approach to clinical practice. Arch Bronconeumol 50:444, 2014.

[47] He JC, Chuang PY, Ma'ayan A, et al. Systems biology of kidney diseases. Kidney Int 81:22, 2012.

[48] Runels C. Activate the Female Orgasm System: The Story of O-Shot®. San Bernardino, CA: CreateSpace, 2013.

[49] Latif EZ, Diamond MP. Arriving at the diagnosis of female sexual dysfunction. Fertil Steril 100:898, 2013.

[50] Jannini E, Buisson O, Rubio-Casillas A. Beyond the G-spot: clitourethrovaginal complex anatomy in female orgasm. Nat Rev Urol 11:531, 2014.

[51] Lorenz TA, Meston CM. Exercise improves sexual function in women taking antidepressants: results from a randomized crossover trial. Depress Anxiety 31:188, 2014.

[52] Karatas OF, Paltaci G, Ilerisoy Z, et al. The evaluation of clitoral blood flow and sexual function in elite female athletes. J Sex Med 7:1185, 2010.

第 16 章
经皮温控射频与外阴年轻化

Red Alinsod

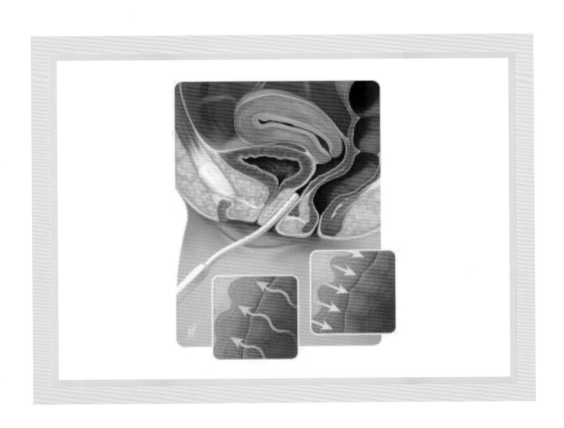

> **要点**
>
> - 温控射频（radiofrequency，RF）能在几个月内立即收紧外阴组织，是有效的非手术治疗外阴和收紧阴道的方法。
> - RF 能促进胶原蛋白的形成和新生血管的生成，从而改善皮肤的颜色和敏感性。
> - 收紧阴道组织可减少阴道松弛、压力性尿失禁、膀胱过度活跃、轻度至中度膀胱突出和直肠突出。
> - RF 能改善外阴和阴道的血液流动学，使阴道的水分正常化，提高阴蒂、外阴和阴道组织的整体敏感性。
> - 性高潮障碍可以通过 RF 来辅助治疗。

在生育（尤其是多胎）和绝经后，随着雌激素水平的下降，阴道经历了无数的变化，这些变化导致了一系列的症状，包括弹性降低导致的阴道松弛、萎缩性阴道炎（产生慢性刺激和不适）、压力性尿失禁，以及性功能障碍等。以上这些情况可单发也可并存，并且发病年龄不尽相同。相关的治疗方法不容乐观，主要由以下两个因素导致。首先，传统上来说，女性基本不会与保健医生或妇科医生讨论这些问题。社会旧习限制了女性讨论阴道相关的话题。因此，对这一问题的关注度不够。其次，医生的治疗方法有限，通常只有激素治疗、加强骨盆底的凯格尔运动、使用面霜或润滑剂以及侵入性手术。

像美容外科一样，将产生能量的仪器作用于阴道组织，目的是引起胶原变性和挛缩，通过组织加热的方式刺激细胞新生和创伤恢复。热效应可以促进了成纤维细胞增殖和胶原新生。一般来说，局部能量越高效果越好。且阴道内的治疗不会导致像面部治疗般的疼痛感，这一特性使得我们可以在阴道治疗上采用更高的能量，并提示阴道的组织再生是与能量成比例的解剖区域。不管使用哪个术语——年轻化、再生、紧致或治疗松弛——基本目标和方法都是相似的。

利用射频能量进行组织收紧是美容医学的一种常见治疗方法 [1, 2]。热能在射频的电极产生，能量通过组织进行传播，其大小可以通过电导率和电极（射频发射器）附近电流量进行计算 [3]。因此，这种特定的发热模式是可以预测的，并可以通过调节电极本身的功率来控制。治疗的最佳组织温度维持在（40~45℃）内，可以更好地刺激胶原新生和弹力纤维生成，同时对皮肤和附近组织的损害最小化。因此，在治疗期间，必须根据组织温度控制射频能量，以最大限度地提供能量的同时防止过度治疗。与其他已证实的基于能量的治疗方法不同，射频完全是非侵入性的；因此，皮肤屏障功能得到保护，最大限度地减少了休工时间以及治疗风险。由于射频是激光，因此不会产生皮肤色素沉着。 射频尤其适用于潮湿和富含水分的组织，例如阴道壁和外阴组织。[4]

经皮温度控制射频（transcutaneous temperature-controlled RF，TTCRF）治疗，商品名称为丝蜜娃（ThermiVa），采用单极射频电极和回波片（完成电路），电流在其间通过[3, 4]。射频发射器的功率由热敏电阻和热电偶自动调节，并集成到治疗装置中，实时监控局部组织温度。因此，组织可以快速安全地达到目标温度，并在足够的时间内维持足够的治疗性组织反应。适当的组织温度管理对患者治疗期间的舒适度有积极的影响。通常治疗过程非常舒适，不需要麻醉。

对于阴道内的应用，TTCRF 技术包含一根约 20 cm 长，1.5 cm 宽（约成人手指的宽度）的治疗探头，类似于宫颈扩张器一样具有一个朝向中心的浅 S 形曲线（图 16-1）。这种超薄的治疗探头具有减少因阴道壁组织干燥、敏感和萎缩造成的潜在创伤的优点。射频发射器（大约邮票大小）位于探头顶端的一侧。

在治疗期间，患者一般取截石位舒适地躺下。探头插入阴道内，射频发射器面向治疗区内的组织。在外部，射频发射器直接应用于外阴结构（外阴部阴毛剃光）。一般治疗区域

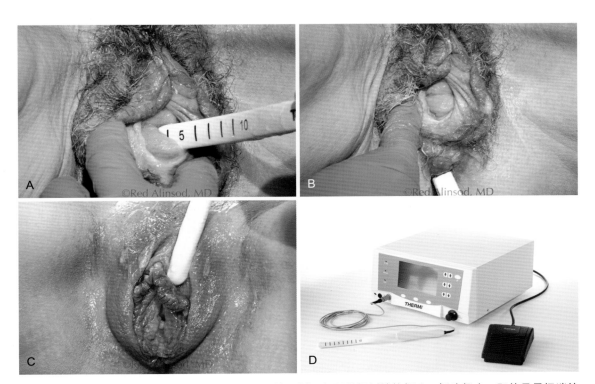

图 16-1 A、B. 内部经阴道和经肛门使用 TTCRF 的示例。与阴道解剖结构相比，探头很小，即使是最极端的阴道壁萎缩和萎缩性阴道炎，也能得到舒适的治疗。经肛门治疗直肠突出症、大便失禁、内痔、肛门松弛症目前正在美国和其他国家进行研究；C. 外阴和阴蒂包皮治疗的示例；D. ThermiVa 仪器体积小，重量轻，便于携带。

包括阴道背侧，腹侧，左、右阴道壁和外阴结构。然后探头在每个治疗区域缓慢均匀作用，直到目标温度达到并维持 3~5 分钟或更长时间（基于患者的耐受性）。

治疗足够安全，且可以局部加强，例如，沿着耻骨宫颈筋膜治疗压力性尿失禁，或沿着 G 点、阴蒂包皮和阴蒂区域治疗性高潮功能障碍。治疗后不需要任何预处理或后处理方案。因此，患者在治疗后可立即恢复正常生活，不需要禁欲。

常规的治疗序列包括 3 个疗程，每疗程间隔 4~6 周，以便有时间进行组织重塑。每年的保养治疗是有益的。一个完整的阴道 TTCRF 疗程通常可以使外阴更美观，收紧阴道黏膜，改善组织弹性。组织质地的改善和局部血流量的增加可以进一步改善阴道的润滑情况和渗出液的产生。哥伦比亚的 Gustavo Leibashoff 和 Pablo Gonzales 在一篇待出版的文章中写到，TTCRF 治疗增加了外阴和阴道胶原蛋白的产生和新生血管形成，增加了外阴和阴道表面厚度，并改善了其成熟度。他们的研究表明，TTCRF 是治疗轻中度压力性尿失禁和其他与更年期泌尿生殖综合征有关疾病的替代方案。这一观点与 John Miklos 和 Robert Moore 不谋而合，且他们的相关工作已经发表。[5]

RF 潜在的辅助治疗效果包括与之相关的症状改善[6]。早期调查显示，有尿失禁与无尿失禁的膀胱过度活动症可分别改善 25%~33% 以上；性高潮障碍患者平均达到高潮的时间减少 50%，无性高潮患者平均达到高潮的时间减少 50%[7]；性满意度量表平均提高 2.5 分，阴道松弛问卷平均提高 5 分，萎缩性阴道炎、性交痛患者减少或不再使用润滑剂[8]；此外，还可用于严重阴道狭窄的治疗[8]；可以改善轻度至中度压力性尿失禁[4, 8, 9]。在有些情况下，TTCRF 治疗后可减少阴道内雌激素的治疗[4, 8]。有传闻称采用 TTCRF 可成功治疗膀胱膨出（经阴道）和直肠突出（经阴道和经肛门 TTCRF）（图 16-2）。TTCRF 作为一种安全有效的非侵入性、非手术、非甾体类药物的方法，具有许多潜在的应用前景。

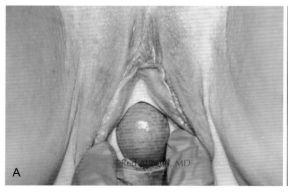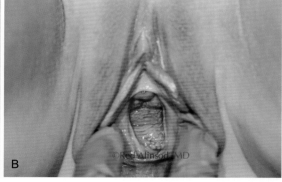

图 16-2　这名 56 岁的绝经妇女有骨盆受压和阴道凸起，以及膀胱过度活动症和压力性尿失禁。A. 治疗前最大屏气时显示出的膀胱突出；B. 一次 TTCRF 治疗后减少了膨出，改善了膀胱过度活动症和尿失禁，无需手术修复和抗胆碱能药物治疗。

结果

在我们的治疗中心和世界各地的多个中心进行的长达 2 年的临床研究表明，射频治疗是非常安全的。在美国以及世界范围内该治疗发布的首个年头里，就有超过 1 万名妇女接受了 ThermiVa 的治疗。在上千次治疗中没有任何水泡、烧伤或严重的不良事件。患者对 ThermiVa 的治疗耐受性良好，满意度很高。 大阴唇组织的收缩通常是戏剧性的且非常明显的，尽管小阴唇收缩率较低，约为 20%。但效果已经很显著了。对患者和伴侣来说，阴道收紧的效果非常明显，在没有使用激素或润滑剂的情况下，阴道的湿润度也得到了改善。可以减少和消除性交痛。ThermiVa 正成为一种广泛且迅速被接受的治疗方法，适用于轻中度压力性尿失禁、膀胱过度活动性尿失禁、轻中度膀胱膨出和直肠前突，以及性高潮障碍。最近，它已被用于尝试治疗特定类型的大便失禁和肛门松弛。由于相关治疗仍在继续研究中，因此，FDA 尚未批准 ThermiVa 对以上这些病症的治疗作用，目前获批的应用范畴为治疗皮肤病和外科神经消融。对于严重的压力性尿失禁、固有括约肌缺陷、逼尿肌过度活跃 / 不稳定、膀胱过度活跃和尿失禁，ThermiVa 似乎没有那么有效，可能需要

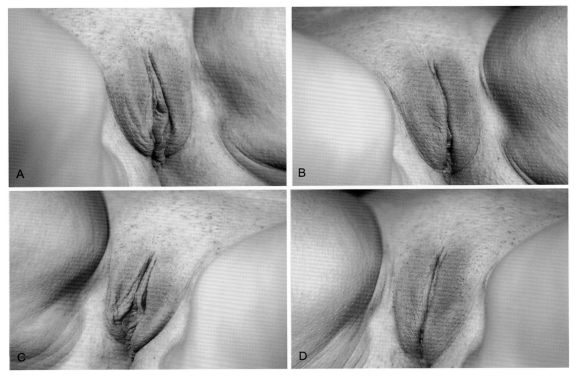

图 16-3　A、C. 57 岁绝经妇女阴道萎缩伴松弛，压力性尿失禁，性高潮障碍；B、D. TTCRF 治疗后症状改善。

采用其他的治疗手段。目前，我们正在研究 ThermiVa 与富血小板血浆联合使用的效果。ThermiVa 相关的治疗案例见图 16-3~ 图 16-6。

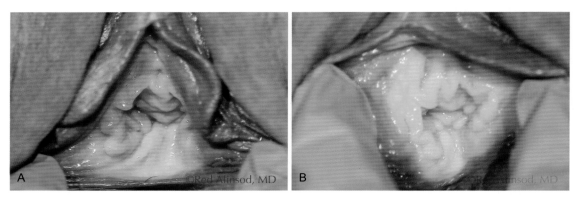

图 16-4 A. 这位 40 多岁的围绝经期多次妊娠妇女有阴道干燥和松弛；B. 用 TTCRF 进行 2 次治疗后，她的阴道组织明显更紧、更丰满，湿润度明显改善。

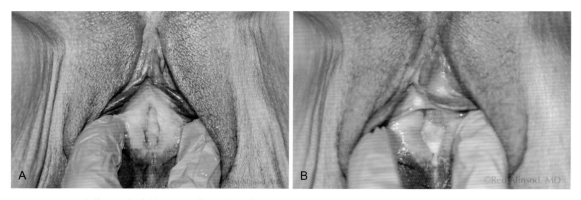

图 16-5 A. 这位 60 多岁的围绝经期女性患有阴道干涩和性交困难；B. 用 TTCRF 进行 2 次治疗后，她的阴道组织明显更湿润、更有弹性。

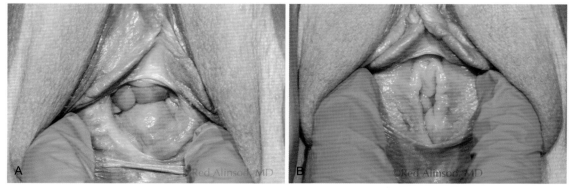

图 16-6 A. 这名 62 岁的围绝经期妇女患有阴道松弛、压力性尿失禁和直肠前突；B. 用 TTCRF 3 次治疗后，她的阴道组织收缩很显著，症状已经解决，无需手术。

参·考·文·献

[1] Mulholland RS. Radio frequency energy for non-invasive and minimally invasive skin tightening. Clin Plast Surg 38:437, 2011.

[2] Dunbar SW, Goldberg DJ. Radiofrequency in dermatology: an update. J Drugs Dermatol 14:1229, 2015.

[3] Key DJ. Integration of thermal imaging with subsurface radiofrequency thermistor heating for the purpose of skin tightening and contour improvement: a retrospective review of clinical efficacy. J Drugs Dermatol 13:1485, 2014.

[4] Alinsod RM. Temperature controlled radiofrequency for vulvovaginal laxity. Prime: Int J Aesthet Anti-Ageing Med 3:16, 2015.

[5] Leibaschoff G, Izasa PG, Cardona JL, et al. Transcutaneous temperature controlled radiofrequency (TTCRF) for the treatment of menopausal vaginal/genitourinary symptoms. Surg Technol Int 2016 Sept 10. [Epub ahead of print]

[6] Alinsod RM. Transcutaneous temperature controlled radiofrequency for overactive bladder. Abstract accepted for presentation at the Forty-first Annual Meeting of the International Urogynecological Association, Cape Town, South Africa, Aug 2016.

[7] Alinsod RM. Transcutaneous temperature controlled radiofrequency for orgasmic dysfunction. Lasers Surg Med 48:641, 2016.

[8] Alinsod RM. Transcutaneous temperature controlled radiofrequency for atrophic vaginitis and dyspareunia. J Minim Invasive Gynecol 22:S226, 2015.

[9] Magon N, Alinsod RM. ThermiVa: the revolutionary technology for vulvovaginal rejuvenation and noninvasive management of female SUI. J Obstet Gynaecol India 66:300, 2016.

第 17 章
点阵铒激光在阴道年轻化中的应用

Evgenii Leshunov

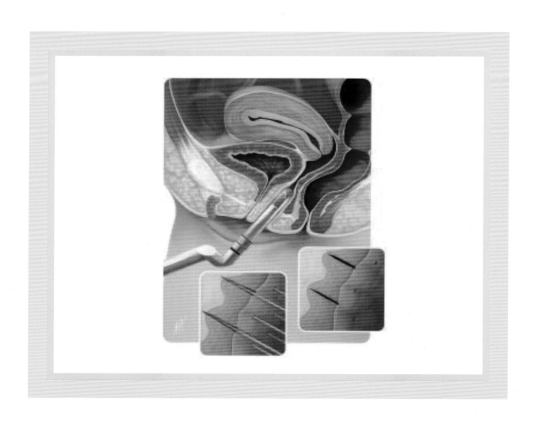

要点

• 2 940 nm Er：YAG 激光是目前世界上最流行的阴道激光年轻化治疗之一。

• 该技术已用于治疗阴道松弛、压力性尿失禁和阴道萎缩综合征中。

• 阴道点阵激光治疗是一个简单的门诊治疗，不需要麻醉。

• 使用阴道点阵铒激光治疗的恢复期为 72 小时。

最近，具有妇科专用模块的点阵 Er：YAG 激光已被广泛应用。

Er：YAG 激光是一种非手术阴道紧缩术。铒激光可用于收紧松弛的阴道，改善压力性尿失禁、盆腔脏器脱垂和阴道萎缩。临床上首次尝试使用铒激光收紧阴道是在 2008 年[1]。

从 2010—2014 年，关于这 4 项适应证的一系列临床研究，也证明这种新技术的有效性和安全性。红外铒（Er：YAG）激光器的发射波长为 2.94 μm，工作模式为脉冲形式。激光技术的主要作用机制是选择性刺激黏膜下层（固有层）促进胶原合成和热刺激黏膜组织。胶原纤维瞬间收缩反应和新胶原的加速形成导致组织收缩和弹性增加。

Er：YAG 激光发射 2 940 nm 波长，水分子在此波长具有最大的吸收峰。人体组织是这一波长的良好靶点，因为它们含水百分比非常高。特别是在阴道黏膜区域和黏膜固有层（黏膜下层）。由于组织中的水分大量吸收热量，入射激光能量在 1 μm 组织深度内几乎完全淬灭。在适当参数下产生一个可控的热刺激柱且具有极窄的二次凝固带，称为残余热[2]。

胶原是骨盆底支持结构的重要组成部分，它占骨盆内筋膜蛋白含量的 80% 以上。胶原蛋白提供拉伸强度和维持完整性，而弹性蛋白负责骨盆腔结缔组织的弹性。阴道壁的细胞外基质由 I 型胶原、III 型胶原和 V 型胶原组成。I 型胶原与 III 型胶原的比例决定了阴道壁的力学性能。III 型胶原比例的变化可显著降低阴道壁的弹性，最常见于阴道脱垂和压力性尿失禁。

V 型胶原是基底膜的重要成分。V 型胶原的变化在临床上比较少见。弹力纤维对于维持盆底支撑力非常重要，随着年龄的增加，细胞外基质弹性蛋白减少导致阴道壁黏膜下支持功能丧失[3]。

来自压力性尿失禁和盆腔器官脱垂妇女的盆腔组织显示出异常细胞外基质重塑的遗传倾向，且受激素、创伤、机械应力负荷和衰老的调节。这种渐进性重塑通过改变正常组织结构和力学性能导致压力性尿失禁和盆腔器官脱垂。激光介导的机械和热脉冲作用于骨盆内筋膜和盆底组织，是一种有效的非手术治疗女性尿失禁和其他由盆底支持减少引起的疾病的方法。

经过适当的机械（烧蚀）和 / 或热微损伤刺激胶原再生，弹力纤维突然收缩以及受热辐射组织收缩[4]，从而产生更多的弹性。其结果是使盆底肌肉组织有更好的反应。

来自意大利 Milano–Bicocca 大学附属 San Gerardo 医院的 Rodolfo Milani 博士进行了一项初步研究，以评估使用 Er：YAG 激光进行阴道年轻化治疗的安全性和有效性。自 2015 年 12 月到 2016 年 4 月，共有 47 例阴道萎缩的患者参与了研究。患者平均年龄为 55 岁，每两周进行阴道萎缩程度检测（窥阴器检查和阴道 pH 检测）并进行阴道萎缩相关症状的问卷调查，填写生活质量量表（UQOL）[5]。

在基线和治疗 6 周后，检测 PAP 涂片成熟指数进行阴道活检样本培养。使用的激光仪器为真皮 MCL31（Asclepion 激光技术公司），发射波长为 2 940 nm（图 17–1），治疗头为 Juliet 阴道探头（Asclepion 激光技术公司的 Juliet 探头）。激光器可在多脉冲模式下工作（脉冲宽度为 300 μs，可选择脉冲数），以及可选择长脉冲热模式（1 000 μs，单脉冲）。整个流程统称为一次治疗过程。

在基线和治疗后第 7 天进行穿刺活检，福尔马林固定，常规制备苏木精 – 伊红染色标本及光镜和双光子显微镜下观察。

所有受试者完成治疗和术后 3 个月的评估。所有患者在治疗过程中都感到阴道内的热感觉。治疗后无持久的不良反应。

结果

所有女性阴道 pH 都有明显下降，平均由 6.5~7（±0.3）降至 4.5（±0.3）。pH 是评价

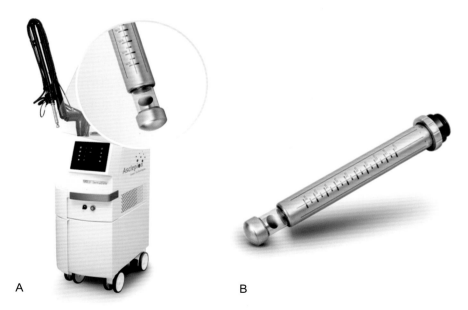

A   B

图 17–1　A. Dermablate MCL31（Er：YAG 2 940 nm）；B.Juliet 阴道探头。

阴道黏膜功能的最重要敏感手段之一。pH 向碱度的变化会破坏阴道菌群并降低黏膜屏障功能。激光的使用改变了组织的营养特性。它能增加血液循环及润滑度，提高糖胺聚糖的水平，促进 pH 降低和恢复正常阴道微生物繁殖。

所有阴道萎缩的患者均有主观症状的改善。

阴道成熟指数（Vaginal maturation index，VMI）改善：治疗前旁基底细胞数为 100%。治疗 6 周后降至 33%，间质细胞从 0 变为 40%，表皮细胞由 0 变为 27%。VMI 是通过随机细胞计数获得的比例。即阴道鳞状上皮脱落的 3 种主要细胞类型的细胞计数：旁基底细胞、间质细胞和表皮细胞。计算这些细胞的相对百分率。并写成比值 [旁基底细胞（%）：间质细胞（%）：表皮细胞（%）]。

VMI 被认为可以显示雌激素对阴道黏膜的影响（而不是宫颈）。旁基底细胞不受雌激素和孕激素的影响，因为它们是未成熟的细胞；间质细胞有些是成熟细胞，受孕酮的影响；表皮细胞是成熟细胞，受雌激素影响。大比例的旁基底细胞存在说明组织缺乏雌激素，大量的表皮细胞出现说明雌激素刺激过度。间质细胞则没有参考价值。

VMI 值可以解读为：≤ 49 代表不够，或缺乏雌激素；50~64 说明雌激素水平适中，65~100 说明是显著的雌激素主导环境。

使用 Er：YAG 激光前后黏膜和黏膜下层的营养得到改善。为了进一步量化治疗前后该指标的变化，他们还发现，在两次激光治疗后，该指标显著改善至绝经前水平。

患者报告其 UQOL 评分也得到显著改善，包括量表中的性生活部分[5]。

组织学分析也发现治疗后阴道壁较厚且出现较多的上皮细胞及较致密的固有层，以及较致密的结缔组织排列。如图 17-2 和图 17-3 中所示。

组织学分析的结果表明阴道壁紧缩和紧实。

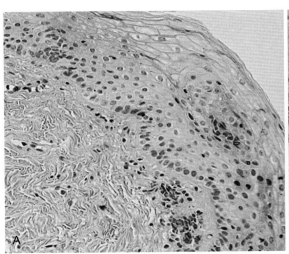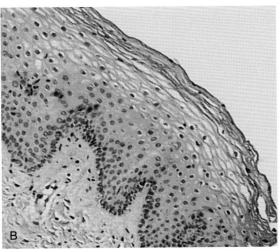

图 17-2　阴道壁 HE 染色。A. 基线图片；B. 治疗后 7 天，上皮结构和固有层黏膜结构得到改善。

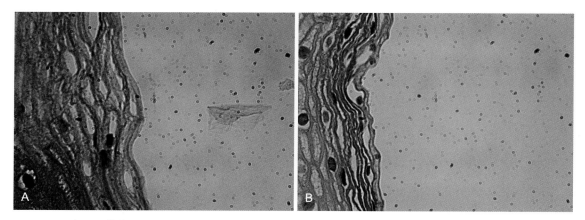

图 17-3 光子显微镜下的阴道壁。A. 基线状态，上皮细胞分裂，细胞核少，核固缩；B. 治疗后 7 天，上皮是多层的，排列良好，有细胞核。

总结

本章的研究结果初步证实了短脉冲和长脉冲 Er：YAG 点阵激光具有治疗阴道萎缩恢复阴道年轻化的效果，是一项有效、安全和舒适的治疗方法。

所有患者的性生活主观感受均有改善，阴道润滑改善，弹性更大。性交时感觉更紧实。尿失禁的症状完全消除或显著减少。

不同类型胶原蛋白和弹力蛋白的比例可以改变阴道壁力学性能，特别是减少了弹性。阴道前壁作为尿道和肌肉腔隙组织的支撑物，其功能丧失会导致尿道组织和膀胱颈的过度活动，表现为压力性尿失禁（腹内压的变化）。

激光能引起细胞外基质和成纤维细胞的重塑以及阴道组织的激活，从而改善阴道壁的支撑特性。阴道壁弹性增加的主观评价指标通常采用视觉模拟评分，目前尚无客观评价指标。

参·考·文·献

[1] Vizintin Z, Rivera M, Fistonić I, et al. Novel minimally invasive VSP Er:YAG laser treatments in gynecology. J Laser Health Acad 1:46, 2012.

[2] Lee MS. Treatment of vaginal relaxation syndrome with an erbium:YAG laser using 90°and 360°scanning scopes: a pilot study & short-term results. Laser Ther 23:129, 2014.

[3] Meijerink AM. Tissue composition of the vaginal wall in women with pelvic organ prolapse. Gynecol Obstet Invest 75:21, 2013.

[4] Bezmenko AA, Schmidt AA, Koval AA, et al. Morphological substantiation of applying the Er:YAG laser for the treatment of stress urinary incontinence in women. J Obstet Women Dis 3:88, 2014.

[5] Utian quality of life scale (UQOL). Available at *http://www.menopause.org/docs/default-document-library/uqol.pdf?sfvrsn=2.*

图片来源

第 1 章
- 图 1–10 引自 Georgiou CA, Benatar M, Dumas P, et al. A cadaveric study of the arterial blood supply of the labia minora. Plast Reconstr Surg 136:167, 2015.

第 3 章
- 图 3–1 引自 Gorney M, Martello J. Patient selection criteria. Clin Plast Surg 26:37, 1999.

第 4 章
- 图 4–1、图 4–3、图 4–5 和图 4–13 引自 Hamori CA. Postoperative clitoral hood deformity after labiaplasty. Aesthet Surg J 2013;33(7)1030–1036, by permission of Oxford University Press.

- 图 4–4 和图 4–8 引自 Hamori CA. Aesthetic surgery of the female genitalia: labiaplasty and beyond. Plast Reconstr Surg 134:661, 2014.

第 14 章
- 图 14–2 引自 Ostrzenski A. G–spot anatomy: a new discovery. J Sex Med 9:1355, 2012.

第 17 章
- 图 17–1 来自 ©2016 Asclepion Laser Technologies, Jena-Germany. All rights reserved.

- 图 17–2 和图 17–3 来自 University of Milano–Bicocca, San Gerardo Hospital, Monza, Italy-Department of Obstetrics and Gynecology, Chie Prof. Rodol Milani.

专业术语中英文对照

巴克筋膜 buck fasica
白膜 tunica albuginea
瘢痕变宽 scar widening
闭孔内肌 obturator internus muscle
耻骨联合 pubic symphysis
处女膜成形术 hymenoplasty
穿孔 fenestrations
大阴唇 labia majora
点阵铒激光 fractional erbium laser
点阵二氧化碳激光 fractional CO_2 laser
富血小板血浆 platelet-rich plasma
G 点 G-spot
肛门 anal orifice
肛提肌 levator ani muscle
股后皮神经 posterior femoral cutaneous nerve
海绵体和脉管系统 corpora cavernous and vasculature
化学剥脱 chemical peel
会阴成形术 perineoplasty
会阴深横肌 deep transverse perineal muscle
会阴神经 perineal nerve
会阴阴道成形术 colpoperineoplasty
假阴茎畸形 penis deformity
美国食品药品监督管理局 Food and drug administration(FDA)
尿道口 urethral orifice
女性割礼 female genital circumcision (FGC)
女性两性压力量表修正版 female sexual distress scale revised (FSDS-R)
女性生殖器切割 female genital mutilation (FGM)
女性性功能障碍 female sexual dysfunction (FSD)
女性性功能指数 female sexual function index (FSFI)
蹼状瘢痕 webbing scar
球海绵体肌 bulbospongiosus muscle
肉膜 dartos fasica
色素不均 pigment mismatch
伤口裂开 edge dehiscence
射频 radiofrequency
透明质酸 hyaluronic acid
透明质酸溶解酶 hyaluronidase
小阴唇 labia minora
性高潮 orgasm
血肿 hematomas
阴部神经 pudendal nerve
阴唇背神经 dorsal labial nerve
阴唇后联合 posterior labial commissure

阴唇前联合 anterior labial commissure

阴道成形术 vaginoplasty

阴道口 vaginal orifice

阴蒂包皮 clitoral hood

阴蒂包皮缩小术 clitoral hood reduction (CHR)

阴蒂背神经 dorsal clitoral nerve

阴蒂脚 crus of clitoris

阴蒂头 glans of clitoris

阴蒂系带 frenulum of clitoris

阴阜 mons pubis

硬币孔畸形 coin slot

瘀青 bruising

真皮电穿孔 dermoelectroporation

脂肪填充 fat grafting

直肠下神经 inferior rectal nerve

直肠脂肪垫 ischiorectal fat pad

坐骨 ischium

坐骨海绵体肌 ischiocavernous muscle

坐骨直肠窝 ischioanal fossa